# 腹、盆部影像病例解析

# Case Studies in Abdominal and Pelvic Imaging

主编　［英］Rita Joarder

　　　［英］Neil Crundwell

　　　［英］Matthew Gibson

主译　杨保智

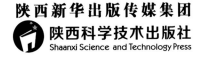

陕西新华出版传媒集团

陕西科学技术出版社

Shaanxi Science and Technology Press

著作权合同登记号：25-2019-078

**图书在版编目（CIP）数据**

腹、盆部影像病例解析/（英）丽塔·乔亚德,（英）尼尔·克伦威尔,（英）
马修·吉普森主编；杨保智主译.—西安：陕西科学技术出版社，2019.5
书名原文：Case Studies in Abdominal and Pelvic Imaging
ISBN 978-7-5369-7512-5

Ⅰ．①腹… Ⅱ．①丽… ②尼… ③马… ④杨… Ⅲ．①腹腔疾病—影
像诊断—病案—分析 Ⅳ．① R572.04

中国版本图书馆 CIP 数据核字 (2019) 第 088578 号

**腹、盆部影像病例解析**

　［英］Rita Joarder　　［英］Neil Crundwell　　［英］Matthew Gibson　　主编　杨保智　主译

---

责任编辑　付　琨
封面设计　萨木文化

---

出 版 者　陕西新华出版传媒集团　陕西科学技术出版社
　　　　　　西安市曲江新区登高路1388号　陕西新华出版传媒产业大厦B座
　　　　　　电话（029）81205187　传真（029）81205155　邮编710061
　　　　　　http://www.snstp.com

发 行 者　陕西新华出版传媒集团　陕西科学技术出版社
　　　　　　电话（029）81205180 81206809

印　　刷　陕西博文印务有限责任公司

规　　格　787 mm×1092mm　　16开本

印　　张　14.75

字　　数　160千字

版　　次　2019年5月第1版
　　　　　　2019年5月第1次印刷

书　　号　978-7-5369-7512-5

定　　价　180.00元

# 前　言

　　《腹、盆部影像病例解析》一书收集了100个真实的病例，涵盖内容广泛，包括了内外科常见病及较为少见而有趣的病理学问题。

　　书中的这些病例体现了现代医学影像技术的应用，而这些技术在大多数医院已经普遍使用。同时书中也展示了怎样使用多种影像学方法对疾病进行检查。

　　PACS的出现意味着临床医生可以在诊室、病房等场所随时查看图像。随着多学科会议举办的不断增多，众多病例的影像学资料将由放射科医师浏览并向广大临床医师解读。因此，对于临床医师来说，重要的是要理解图像，而不是简单地阅读影像报告。

　　此外，超声已广泛地用于对疾病的筛查，临床医师会亲自完成超声检查，这就有必要很好地掌握病变的超声表现。

　　本书适用专业广泛，包括胃肠病专业、普外及胃肠外科、妇科和泌尿外科，也适用于放射科医师培训和医学专业学生的学习。

　　我们还打算将本书推荐给那些在治疗中经常需要参考影像资料的相关专业人士，如癌症专科护士及内镜医师。

　　本书的设计框架旨在使读者能读懂这100个病例。每个病例的第1页为简要病史、相关影像学检查的图像及提出的问题；问题解答及标注病变特征的图像安排在下一页，随后是对病例的简要讨论、教学要点、参考文献及延伸阅读。这种编排格式反映了医学教育的变化，一些较为传统的教学模式已经被包含影像要素的临床模式所取代。

　　我们希望这些病例能够为读者带来兴趣并有所受益。


Rita Joarder

Neil Crundwell

Matthew Gibson

# 译者前言

自 1895 年伦琴发现 X 射线以来，在 120 多年的时间里，医学影像学发生了翻天覆地的变化，从最初的 X 线诊断学已发展为集 X 线、CT、MRI、PET 及超声等多种成像方法为一体的现代医学影像学。《腹、盆部影像病例解析》一书收集的真实临床影像病例正体现了现代医学影像技术在腹盆部疾病诊断中的临床应用。

《腹、盆部影像病例解析》精选的 100 个病例具有典型的代表性，不仅包括常见病，而且还包括一些少见而有趣的病理学问题。本书编排形式新颖，每个病例的第 1 页为简要病史、相关的影像资料及提出的问题；问题解答及标注有病变特征的图像安排在下一页，之后是对病例的简要讨论、教学要点、参考文献及延伸阅读。这种图文并茂、以问题为导向的设计框架体现了现代医学教育的变化，读者根据本书的设计路线力争做到独立思考，全面、透彻地理解每一病例涉及的相关疾病。

当前，医院信息化建设飞速发展，PACS 系统已经连接到医院的各个角落，患者的影像检查资料已成为临床病历的重要组成部分，临床医师熟悉并掌握影像诊断思维，不断提升正确解读图像的能力已迫在眉睫，希望本书能够成为相关专业临床医师及放射科医师交流学习、提升业务水平的好帮手。

由于翻译人员经验及能力有限，不当之处在所难免，望读者加以谅解并批评指正。

在此，特别感谢本书的 3 位编者——Rita Joarder，Neil Crundwell，Matthew Gibson 为本书做出的巨大贡献！

杨保智

2018 年 6 月 9 日

# 译委会

主译：杨保智

译者：（以姓氏笔画为序）

王智杰　咸阳市第一人民医院

王伟峰　咸阳市第一人民医院

张永利　咸阳市第一人民医院

杨　浩　咸阳市第一人民医院

杨保智　咸阳市第一人民医院

侯浩宇　咸阳市第一人民医院

# 缩略语

| | | | |
|---|---|---|---|
| AAA | 主动脉瘤 | IMV | 肠系膜下静脉 |
| AD | 常染色体显性遗传 | IPMT | 导管内乳头状黏液性肿瘤 |
| AFP | 甲胎蛋白 | IR | 介入放射学 |
| AIDS | 获得性免疫缺陷综合征 | IV | 静脉内 |
| APCKD | 成人多囊性肾病 | IVC | 下腔静脉 |
| AXR | 腹部 X 线片 | IVU | 静脉尿路造影 |
| BP | 血压 | KUB | 泌尿系统 X 线片 |
| CA | 腹腔干 | LFTs | 肝功能检查 |
| CBD | 胆总管 | MALT | 黏膜相关性淋巴组织 |
| CE | 对比增强 | MDCT | 多排螺旋 CT |
| CEA | 癌胚抗原 | MIP | 最大密度投影 |
| CEUS | 超声造影 | MPR | 多平面重建 |
| CHD | 肝总管 | MR | 磁共振 |
| CLO | 弯曲杆菌样生物体试验 | MRA | 磁共振血管成像 |
| CRP | C- 反应蛋白 | MRCP | 磁共振胆胰管成像 |
| CT | 计算机断层扫描 | MRF | 直肠系膜筋膜 |
| CTA | CT 血管造影 | MRI | 磁共振成像 |
| CTU | CT 尿路造影 | NHL | 非霍奇金淋巴瘤 |
| CXR | 胸部 X 线片 | OGD | 食管胃十二指肠镜 |
| DWI | 扩散加权成像 | PCLD | 多囊肝 |
| ERCP | 内镜逆行性胰胆管造影术 | PDT | 光动力疗法 |
| ESR | 红细胞沉降率 | PET | 正电子发射体层显像 |
| EUS | 超声内镜 | PSA | 前列腺特异性抗原 |
| EVAR | 血管内修复术 | PSC | 原发性硬化性胆管炎 |
| FDG | 氟 18 标记脱氧葡萄糖 | PTLD | 移植后淋巴增生性疾病 |
| FNA | 细针穿刺 | RIF | 右髂窝 |
| FNH | 局灶性结节性增生 | RMI | 恶性肿瘤风险指数 |
| | | RT | 肾肿瘤 |

## Ga-BOPTA

| | | | |
|---|---|---|---|
| | | RUQ | 右上象限 |
| | | SBO | 小肠梗阻 |
| BOPTA | 钆贝葡胺 | SM | 硬化性肠系膜炎 |
| GB | 胆囊 | SMA | 肠系膜上动脉 |
| GI | 胃肠道 | SMV | 肠系膜上静脉 |
| GIST | 胃肠道间质瘤 | TAE | 经导管动脉栓塞术 |
| GP | 全科医师 | TCC | 移行细胞癌 |
| GU | 泌尿生殖道 | TCE | 经导管栓塞术 |
| Hb | 血红蛋白 | UC | 溃疡性结肠炎 |
| HCC | 肝细胞癌 | US | 超声 |
| HRCT | 高分辨率 CT | VC | 虚拟结肠镜 |
| HU | 亨氏单位 | VUJ | 膀胱输尿管交界处 |
| IMA | 肠系膜下动脉 | WBC | 白细胞 |

# 目录

# 病例 1

患者男性，78岁，出现急性中腹部疼痛伴呕吐。既往无腹部手术史，体格检查发现腹部膨胀伴肠鸣音亢进，未触摸到疝。腹部X线片显示小肠远端梗阻并扩张，但病因不明。

行腹、盆部MDCT检查，图1为上腹轴位；图2为图1图像的下一层面图像；图3为下腹轴位。

## 问题：

1. 图1中箭头指的是什么？这个征象叫什么？

2. 图2中箭头指的是哪2个器官？

3. 图3中箭头指的是什么？评论图中的小肠表现。

4. 诊断是什么？

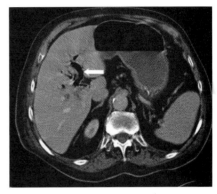

图1

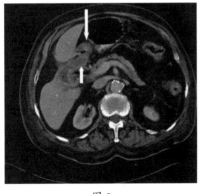

图2

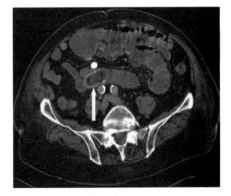

图3

## 解答：

1. 肝内胆管气体（图4箭头）——胆管积气征。

2. 胆囊（图5短箭头）和十二指肠（图5长箭头）均与位于其间的气泡（图5箭头）紧密相邻。

3. 回肠中的胆囊结石（图6长箭头）——表现为边缘环形高密度影伴中央低密度影及气体影。结石近端小肠扩张（中箭头），远端小肠塌陷（短箭头），结石位

1

于其移行部，是引起小肠梗阻的原因。

4. 胆石性肠梗阻。

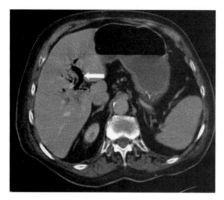

图 4

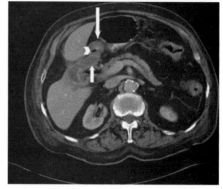

图 5

胆石性肠梗阻是胆石症罕见的并发症，占所有肠梗阻的 1%~4%。胆结石对十二指肠的侵蚀可导致胆肠瘘。胆结石患者胆肠瘘的发生率小于 1%。胆结石进入小肠可引起肠梗阻，回肠远端最常受累，也可见于肠道的其他部位，此为剖腹探查肠取石术的指征。肠取石术是最常应用的外科技术，对于特定病例

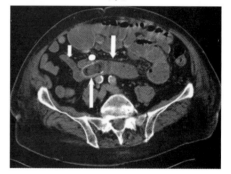

图 6

可联合应用胆囊切除术和瘘修补术。临床表现取决于梗阻的部位，通常包括腹痛、恶心和呕吐。腹部 X 线可显示胆管积气，小肠扩张，有时可见到胆囊结石；多层螺旋 CT 检查更为敏感，因此是首选的影像学检查方法。

---

■ **要点：**

· 胆石性肠梗阻是一种少见的小肠梗阻。
· CT 较腹部 X 线检查对该病的诊断价值大。

---

延伸阅读：

Ayantunde A A, Agrawal A. Gallstone ileus: diagnosis and management. World J Surg,2007, 31:1292-7.
Muthukumarasamy G, Venkata S P, Shaikh I A, et al. Gallstone ileus: surgical strategies and clinical outcome.J Dig Dis, 2008, 9:156-161.

# 病例 2

患者女性，70岁，装有义眼，主诉右上腹痛。行上腹超声（图1）及CT检查（图2）；随后行MRI轴位T1及T1抑脂序列检查（图3a、图3b）。

## 问题：

1. 超声检查发现了什么？
2. MDCT检查看到了什么？
3. MR平扫T1及T1抑脂序列发现了什么？它们代表什么意义？
4. 可能的诊断是什么？
5. 进一步选择什么序列使病变显示更清楚？

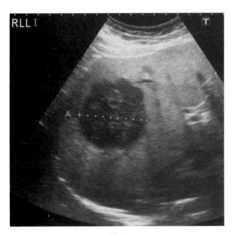

图1

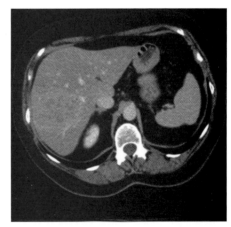

图2

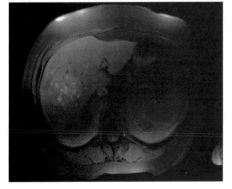

图3a

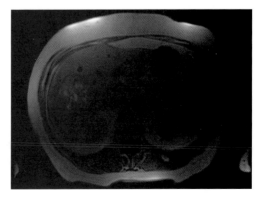

图3b

**解答：**

1. 超声检查发现肝右叶有 1 个直径约 5.8cm 实性软组织肿块，高度怀疑转移瘤或原发性肝癌（图 4）。

2. CT 证实肝右叶内有 1 个轻度强化的肿块，邻近肝内血管受推移（图 5）。

3. MRI（常较超声更敏感）证实肝右叶有 1 个直径约 6.8cm 混杂信号肿块，在 T1 抑脂（图 6a）和 T1（图 6b）像上肿块内有明显的高信号影，平扫 T1 抑脂及 T1 像上的高信号提示为出血或者是黑色素。

4. 患者装有义眼与其曾有脉络膜黑色素瘤病史相符，因此，肝右叶肿块很可能是孤立的黑色素瘤转移病灶。

5. 钆动态增强 T1 抑脂序列扫描。

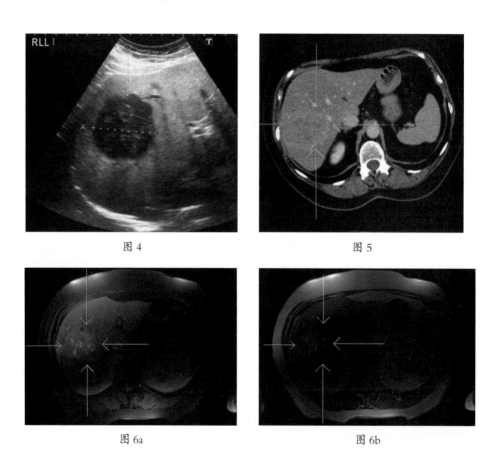

图 4　　　　　　　　　　图 5

图 6a　　　　　　　　　　图 6b

钆动态增强 T1 抑脂序列扫描（图 7a 至图 7d）证实为典型的富血供黑色素转移瘤。动脉期病灶明显强化（图 7a），门脉期病灶强化减退（图 7b）。另于肝左叶Ⅱ段（图 7a 箭头）和肝Ⅴ段（图 7c 箭头）分别可见一转移瘤，门脉期病灶强化减退（图 7b、图 7d）。

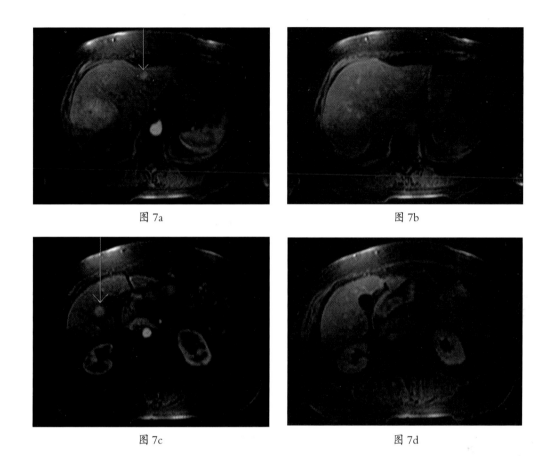

图 7a       图 7b

图 7c       图 7d

　　T1 上呈高信号的情况包括：脂肪、新鲜出血、黑色素和钆。富血供病变包括肝细胞瘤，神经内分泌肿瘤如类癌的转移瘤，以及肾细胞癌的转移瘤。其他大多数转移瘤门脉期会出现强化。注意：在平扫 T1 抑脂序列上呈明显高信号区域代表其有黑色素成分。

　　脉络膜黑色素瘤有晚期肝转移的倾向，10~15 年后才发生转移的病例并不少见。非脉络膜黑色素肿瘤则不同，其最常见的转移部位是皮下组织、肺和远处淋巴结。在一项包括 25 例脉络膜黑色素瘤患者的研究中发现，15 例发生了肝转移，作为转移的首发表现，其平均间隔时间为术后 43 个月；出现转移后，患者的生存期约为 7 个月。

> ▌ **要点：**
>
> - 脉络膜黑色素瘤晚期可转移到肝。
> - 黑色素具有顺磁特性，在 T1 和 T1 抑脂像上呈高（亮）信号。
> - T1 像上呈高信号病变的鉴别诊断包括脂肪、出血、黑色素和钆（增强后扫描）。
> - 其他富血供病变包括肝细胞瘤，神经内分泌肿瘤如类癌的转移瘤，以及肾细胞癌的转移瘤。
> - MRI 动态增强扫描可极大地提高肝脏病变检出的敏感性。

延伸阅读：

Einhorn L H .Metastatic patterns of choroidal melanoma. Cancer,1974, 34: 1001-1004.

# 病例 3

患者女性，70岁，因胆石症行胆囊切除手术。术后出现胆漏，通过内镜植入胆道支架及行胆囊窝外引流进行治疗。胆囊窝积液引流干净后重新出现，于是行腹、盆部CT检查。

## 问题：

1. CT检查（图1至图2）看到了什么？
2. 需要怎么做？

患者回家，5d后因腹泻、腹痛被送往急诊科，再次做CT检查。

3. 第2次CT检查（图3至图4）看到了什么？

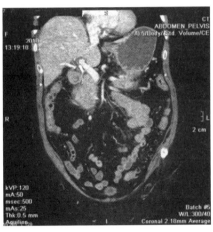
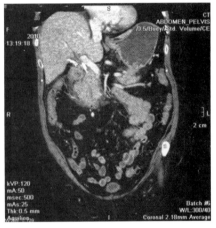

图1          图2

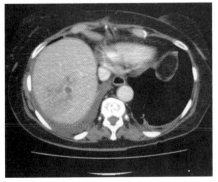
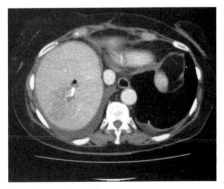

图3          图4

## 解答：

1.CT 显示胆道支架（图 5 黑箭头）和外引流管（白箭头）。支架移位，前端位于胆总管。

2.需要再次行 ERCP 进行支架复位或更换。

3.第 2 次 CT 检查（图 6）显示肝顶高密度胆道支架（黑箭头）和其相邻的低密度气体影（白箭头）及沿支架顶端一侧延伸的混杂密度影。双侧胸腔可见液性密度影，右侧较著。

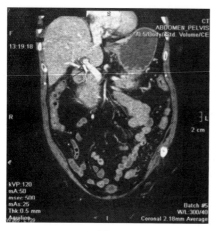

图 5                                 图 6

支架顶端肝组织内混杂密度影代表肝脓肿。

胆囊切除术是较为常见的外科手术，有些人认为它是一个小手术。并发症包括术后胆漏，占 0.3%~ 2.7%，和结石残留。内镜介入是治疗术后胆漏的最佳方法。并发症包括上行性感染、支架堵塞和移位。支架移位会导致胆汁引流失败，并有肠穿孔的病例报告。

---

**█ 要点：**

- 胆漏是胆囊切除术后的重要并发症。
- 内镜下支架植入术是首选的治疗方法。
- 感染、阻塞和移位是支架植入术后最常见的并发症。

---

延伸阅读：

Ahmad F, Saunders R N, Lloyd G M, et al. An Algorithm for the Management of Bile Leak Following Laparoscopic Cholecystectomy. Ann R Coll Surg Engl,2007, 89(1): 51–56.

# 病例 4

患者男性，50 岁，既往体健，近几月出现腹胀。行腹、盆部 CT 检查（图 1 至图 3 为 3 个非连续性轴位图像）。

**问题：**

1. 描述腹膜腔内的结构。
2. 有没有其他异常？其特点是什么？
3. 诊断是什么？

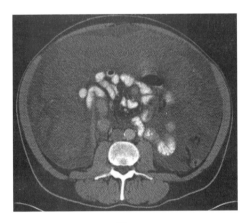

图 1

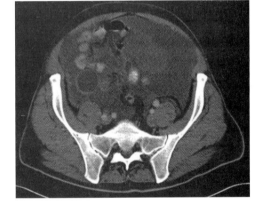

图 2

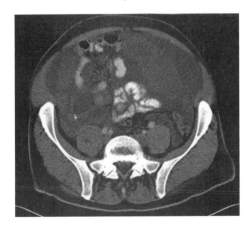

图 3

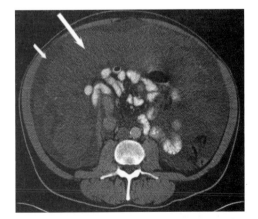

图 4

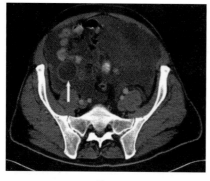
图 5

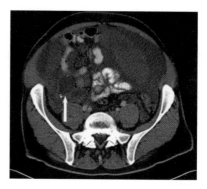
图 6

**解答:**

1.CT 显示 2 种不同密度的结构（图 4 长箭头和短箭头）占据腹膜腔，导致腹部膨胀并伴有小肠向中央移位。

2. 右髂窝见一个圆形低密度影，其壁有轻微钙化（图 5、图 6 箭头）。

3. 阑尾黏液腺癌引起的腹膜假性黏液瘤。

腹膜假性黏液瘤是因反复产生黏液性腹水而引起腹胀的一种临床综合征。最常见的原因是低级别的阑尾黏液腺癌转移到腹膜表面而不侵犯邻近组织，且无血行及淋巴转移。虽然是低级别肿瘤，但无治愈及长期生存的希望。目前的治疗主要是采取手术切除及围手术期化疗的方法。

CT 常表现为大量混杂密度的腹水——密度较高的黏液性腹水。腹水常充满腹腔并可延伸到胸膜腔或疝孔内，可以出现腹膜的钙化或病灶有分隔；肝、脾边缘受压呈扇贝样改变及肠道向腹中央移位；腹膜和网膜增厚呈饼状。可见阑尾原发性实性或囊性肿块（如本例）。

---

**■ 要点:**

· 腹膜假性黏液瘤因反复产生黏液性腹水而引起腹胀。

· 最常见的原因是低级别阑尾黏液性腺癌。

· 患者无治愈及长期生存的希望。

---

**延伸阅读:**

Levy A D, Shaw J C, Sobin L H. Secondary tumours and tumorlike lesions of the peritoneal cavity: imaging features with pathologic correlation. Radiographics,2009, 29(2);347-373.

Sulkin T V, O'Neill H, Amin A I, et al. CT in pseudomyxoma peritonei: a review of 17 cases. Clin Radiol,2002,57(7):608-613.

# 病例 5

患者男性，69岁，胃脘痛伴呕吐4d。无呕血或黑便。有长期消化不良病史。上腹柔软，轻微腹胀伴压痛。行上腹部X线片（图1）和超声（图2）检查。

## 问题：

1. 从图1中看到了什么？
2. 从图2中看到了什么？
3. 最可能的原因是什么？对于该患者，进一步该做什么检查？

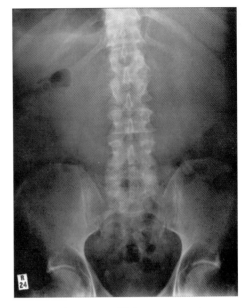

图 1

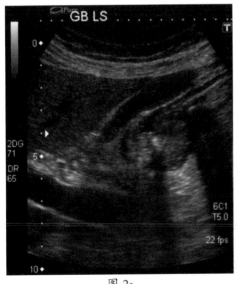

图 2a

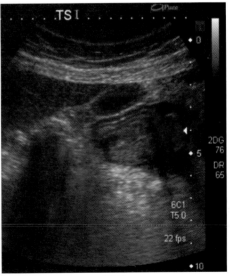

图 2b

## 解答：

1. 上腹部见巨大软组织密度影，左上腹的肠袢移位（图 3），肠管未见扩张。

2. 图像显示正常大小的胆囊（图 4a 单箭头）。水肿、增厚的胃幽门部（图 4b 双箭头）通常在超声上不容易看到。

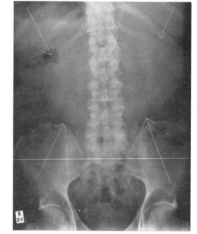

3. 最可能的原因是由于消化性溃疡幽门水肿导致胃出口的梗阻，最好做内镜进一步检查。

图 3 显示充满液体而扩张的胃；图 4b 显示水肿的幽门和充满液体的胃腔。内镜检查证实幽门部有 2 个穿透性溃疡、十二指肠内有 3 个穿透性溃疡。消化性溃疡通常不用影像学来检查；然而，当病史不明确时，因上腹部疼痛而做的初步影像学检查可能会提示是来自胃的原因。

胃出口的梗阻可由多种原因引起，超声检查可提示其中的部分原因，如来自胰腺或十二指肠的恶性肿瘤，以及如本例超声检查所见的幽门水肿。

图 3

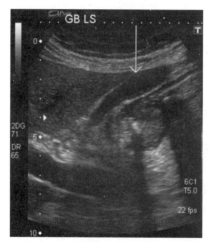

图 4a

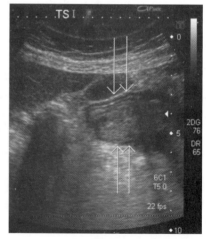

图 4b

---

**▌要点：**

· 超声检查可以排除引起上腹痛的部分原因，如急性胆囊炎和肝转移瘤。
· 腹部 X 线平片有助于排除具有腹痛、呕吐、腹胀病史的小肠梗阻。
· 如果常规检查未找到病因，CT 则有助于确定病因。

# 病例 6

男性住院患者，55 岁，出现腹部疼痛加重。之前曾接受经腹腔镜直肠息肉切除术，息肉距齿状线 11cm。2 次活检均为重度不典型性增生。

检查发现患者有心动过速伴发热，随后进行 CT 扫描（图 1 至图 3）。

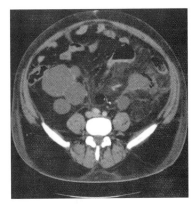

图 1

## 问题：

1.CT 检查发现了什么？

2. 诊断是什么？

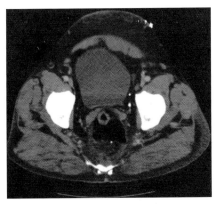

图 2

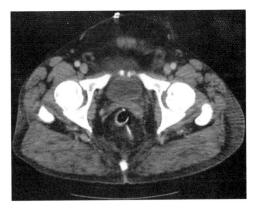

图 3

## 解答：

1. 左侧髂窝区可见液性密度区（图 4），及气体影（短箭头）。可见直肠近端肠管（图 5），直肠远端可见高密度缝合线影（图 6）。直肠近端与远端肠管在缝合线区域层面不连续。

2. 吻合口开裂。

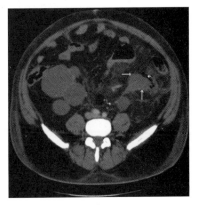

图 4

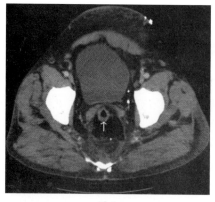
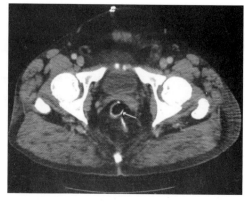

图 5                                           图 6

开展腹腔镜下切除恶性或疑似恶性肿瘤的手术在不断增加。

急性并发症包括：中途改为开腹手术、吻合口瘘或出血，其中切口疝是最常见的晚期并发症。

转为开腹手术的概率从 0% ~ 8% 不等，随着腹腔镜技术的不断成熟，转为开腹手术的概率已经降到了很低。

吻合口瘘的发生率在 8% ~ 13.5% 不等。最近的一项研究表明，并发症的发生可能与肿瘤的大小、部位和病理分期有关。

重度不典型性增生是腺瘤性肠息肉病病变的一部分，被认为是癌前病变。随着对肠道病变筛查的普遍开展，很多伴重度不典型性增生的息肉被发现。为了更好地制定手术或随访计划，需要针对基于患者个体情况进行评价。

---

■ 要点：

· 吻合口瘘是腹腔镜肠切除术最常见的并发症。
· 吻合口开裂少见，但会导致腹腔内瘘。

---

延伸阅读：

Terry M, Neugut A, Bostick R, et al. Risk factors for advanced colorectal adenomas: a pooled analysis. Cancer Epidemiol Biomarkers Prev, 2002, 11(7):622-629.

# 病例 7

患者女性，48 岁，既往有乳腺癌病史，因右上腹痛行超声检查，在肝 II 段发现了 1 个直径 2.0cm 实性低回声结节。行肝脏 MRI 动态增强检查，图 1 为 T1 轴位；图 2 为 T2 轴位；图 3 为增强门脉期 T1 轴位。

## 问题：

1. T1 和 T2 加权图像上病灶的信号强度怎样？

2. 门静脉期对比增强的表现如何？

3. 诊断是什么？

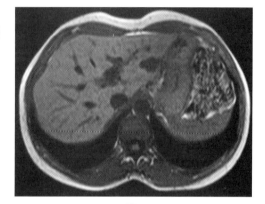

图 1

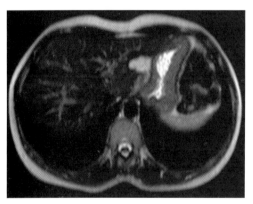

图 2

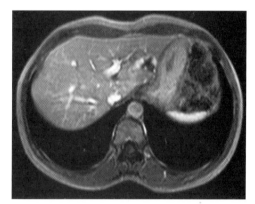

图 3

## 解答：

1.T1 加权图像上病灶呈低信号（图 4 箭头），T2 呈高信号（图 5 箭头）。

2.病灶边缘呈结节状强化（图 6 箭头）。

3.肝血管瘤。

肝脏横断面图像上常见偶发的局灶性病变。

超声有助于区分单纯囊肿和实性病变。

如果是肝脏实性病变，CT 和超声检查没有特异性，MRI 则可明确病变性质。

肝血管瘤是最常见的肝脏良性肿瘤。

MRI 上，肝血管瘤有许多典型的表现。通常表现为边界清楚的、T1 呈低信号、T2 呈明显高信号的病灶。其特征性的表现为病灶边缘呈结节状强化可以确定诊断——常能避免进一步的影像学检查、活检或随访观察（较少情况下，因避免血管瘤破裂出血的风险，一些位于肝脏边缘较大的血管瘤可能需要手术切除）。

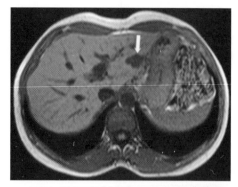

图 4

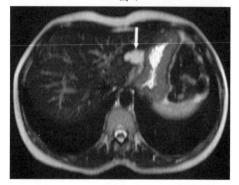

图 5

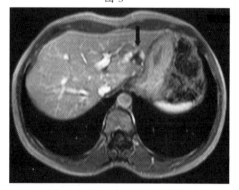

图 6

---

**▌要点：**

· 增强 MRI 有助于评价肝脏局灶性病变。

· 肝血管瘤常具有典型的增强表现，从而可做出明确诊断。

# 病例 8

患者男性，26 岁，因右腰部疼痛伴呕吐到急诊科就诊。图 1 为对比平片，图 2 为延迟 45min 静脉尿路造影片，图 3 为 1h 50min 静脉尿路造影片。

## 问题：

1. 平片看到了什么？
2. 可能性诊断有哪些？
3. 引起患者疼痛的原因是什么？

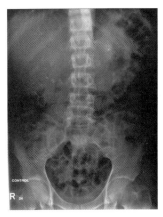 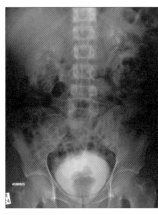 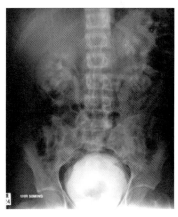

图 1　　　　　　　　　图 2　　　　　　　　　图 3

## 解答：

1. 可见双侧肾髓质内有钙质沉着及右侧肾盂肾盏内 3 个结石（图 4）。
2. 原因有很多：包括甲状旁腺功能亢进、肾小管性酸中毒、髓质海绵肾、肾乳头坏死及任何原因引起的高钙血症、高尿钙症和原发性高草酸尿症（罕见）。
3. 右侧上段输尿管内 3 个大结石的上下移动是引起患者腰痛的原因。在对比平片上可见右侧肾盂内有 3 个结石（图 4）。在延迟 45min 的造影片上，已有 2 个结石掉落到上段输尿管内（图 5）。在 1h 50min 的造影片上，一个 6mm 大小的结石掉落在右侧输尿管内（图 6），可能会引起间歇性尿路梗阻。

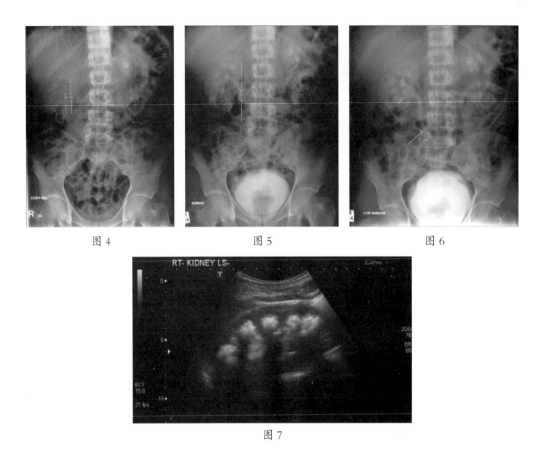

图 4 　　　　　　　　　　图 5 　　　　　　　　　　图 6

图 7

图 6 示梗阻的结石。之前的超声检查（图 7）可见双侧肾脏内伴声影的强回声灶，与致密的肾实质钙化灶相一致。

肾钙质沉着症的特点是钙质沉积在肾实质内，在平片、超声和 CT 上常可看到。其有两种不同的类型，即皮质型和髓质型，如本例为髓质型，钙化累及肾锥体。

婴幼儿患者可因肾小管性酸中毒导致肾髓质钙质沉着症；然而，也有如本例发展成肾结石的倾向。

---

**▋ 要点：**

- 95% 的肾钙质沉着症是髓质型的（相对于皮质型来说）。
- 如上面列出的许多原因均可引起肾髓质钙质沉着症。
- 肾结石可移动，进出输尿管可引起间歇性尿路梗阻。

---

延伸阅读：

Rothstein M.Renal tubular acidosis. Endocrinol Metab Clin North Am,1990, 19(4):869-887.

# 病例 9

患者男性，54 岁，因直肠出血，而发现直肠肿瘤。分别做了 MRI 和 CT 检查。

**问题：**

1.CT 检查（图 1、图 2）看到了什么？

2. 最可能的诊断是什么？

3. 与直肠肿瘤是什么关系？

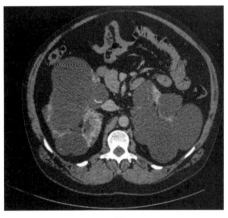 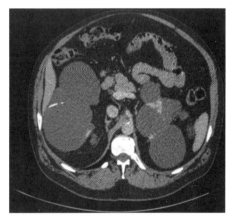

图 1　　　　　　　　　　　　　　　图 2

**解答：**

1.CT 显示双肾多个低密度病灶，几乎取代正常肾实质，其中一些病灶可见曲线样钙化（图 3 箭头）。

2.CT 表现为多发性肾囊肿的特征。最可能的诊断是成人多囊性肾病（APCKD）。

3.APCKD 与直肠肿瘤没有关系。

APCKD 是一种常染色体显性遗传性肾脏疾病。

患者可无症状或可能出现腰痛、血尿、肾绞痛、尿路感染及高血压。肾功能可能会逐渐下降。

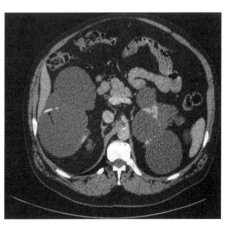

图 3

肾囊肿常同时伴有肝囊肿。颅内动脉瘤的发生率也会增加。

有时肾囊肿具有分隔或伴有钙化，但与肾肿瘤没有关系。

> ■ 要点：
>
> · APCKD 可无症状，可行遗传学基因筛查。
> · 与颅内动脉瘤有重要的联系。

延伸阅读：

Torres VE, Harris P C, Pirson Y. Autosomal dominant polycystic kidney disease. Lancet,2007, 369(9569):1287-1301.

患者男性，67岁，患酒精性肝硬化，作为筛查肝细胞癌（HCC）项目的一部分，每年行肝脏超声检查及血清甲胎蛋白（AFP）水平测定。

AFP水平检测正常，但超声检查发现在肝右叶Ⅶ段有2个直径为3.0cm的病变存在。

肝脏MRI检查包括：Gd-BOPTA动态和肝胆期对比增强扫描，图1为T1脂肪抑制轴位。图2为T2轴位。图3为动脉期T1轴位。图4为门脉期T1轴位；图5为肝胆期T1轴位。

### 问题：

1. 肝右叶的2个病灶表现出什么样的信号特征？
2. 动态及肝胆期是什么强化类型？
3. 结节的性质怎样？

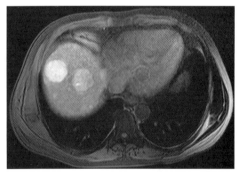

图 1

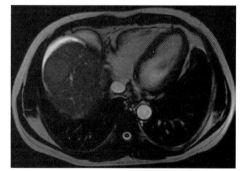

图 2

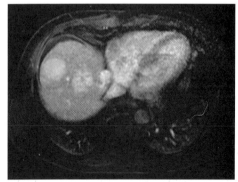

图 3

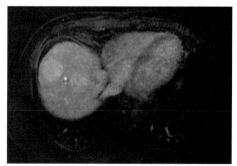

图 4

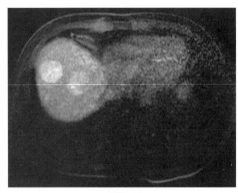

图 5

解答：

1.T1 高信号，T2 等信号（图 6、图 7 箭头）。

2. 动态或肝胆期增强病灶与邻近肝实质强化类型相似（图 8 至图 10 箭头）。

3. 肝脏不典型增生结节。

在肝硬化中可见到多种类型的结节，包括肝硬化结节、大再生结节、不典型增生结节和肝细胞癌。

根据信号特征和强化方式，本例很明确地诊断为不典型增生结节。这些结节病灶在 T1 上呈明显高信号，T2 呈等信号，与"正常"肝实质强化类似。通常认为从大的再生结节到不典型增生结节再到肝细胞癌是一个渐进的过程。

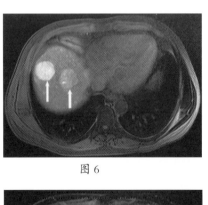

图 6

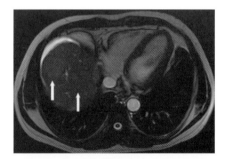

图 7

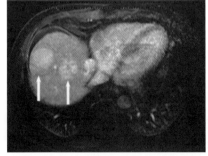

图 8

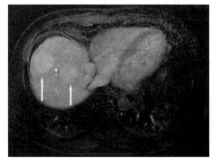

图 9

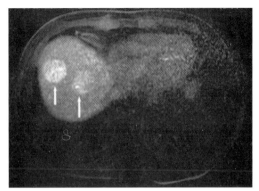

图 10

延伸阅读:

Kim M J, Choi J Y, Chung Y E, et al. Magnetic resonance imaging of hepatocellular carcinoma using contrast media. Oncology,2008, 75(suppl1):72-82.

Kudo M. Multistep human hepatocarcinogenesis: correlation of imaging with pathology. J Gastroenterol,2009, 44(supplXIX):112-118.

# 病例 11

患者男性，72岁，超声检查于肾下方平面发现1个6.3cm腹主动脉瘤。患者曾有2年前列腺癌治疗史。通过单独使用Casodex抗肿瘤药使前列腺特异性抗原（PSA）从最初诊断时的32 mg/L下降到<0.04 mg/L，且保持稳定。患者到血管外科就诊，要求其术前做主动脉MDCT检查（图1a至图1c，图2a至图2c）。

## 问题：

1. 从图1a至图1c中看到了什么？
2. 从图2a至图2c中看到了什么？
3. 可能的诊断是什么？

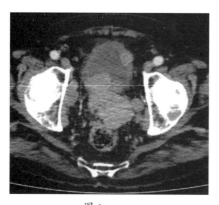

图 1a

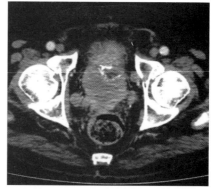

图 1b

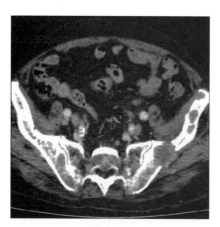

图 1c

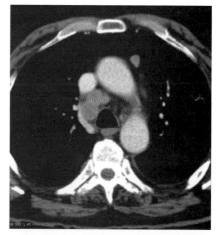

图 2a

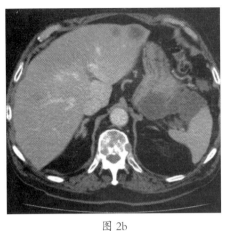

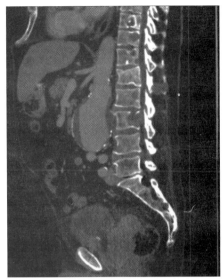

图 2b              图 2c

**解答：**

1. 盆腔 CT 显示前列腺肿块侵犯膀胱（图 3a），盆腔淋巴结肿大（图 3b），膀胱壁局限性增厚和盆骨转移（图 3c）。

2. 胸部 CT 显示主动脉前及腔静脉后淋巴结肿大（图 4a）；上腹 CT 显示肝转移（图 4b 长箭头）、腹膜转移并侵犯胃（图 4b 短箭头）。矢状面重建显示前列腺肿块、膀胱前壁增厚、肝转移瘤、主动脉前和肠系膜淋巴结（图 4c）、腹主动脉瘤和累及 T10/11/12、L2-5 的溶骨性转移。

3. 前列腺小细胞癌转移。

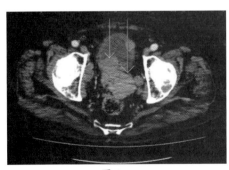
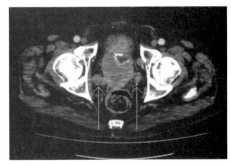

图 3a              图 3b

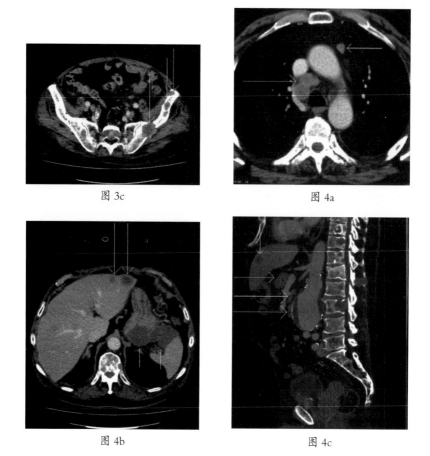

图 3c                    图 4a

图 4b                    图 4c

活检证实为前列腺小细胞癌广泛转移。对于前列腺的腺癌来说此种方式的局部侵犯和转移不常见。前列腺小细胞癌罕见，但有一项研究发现，42% 的患者曾有过常见的前列腺腺癌病史。如本例，小细胞癌 PSA 常正常，转移较腺癌常见，最常见的转移部位是骨，也可以是肺和肝。

---

**▌要点：**

- 前列腺小细胞癌罕见。
- 曾常有前列腺腺癌的病史。
- PSA 可正常。

---

延伸阅读：

Wang W, Epstein J I. Small cell carcinoma of the prostate.A morphologic and immunohistochemical study of 95 cases. Am J Surg Pathol,2008, 32(1):65-71.

# 病例 12

患者女性，57岁，因恶心、呕吐和右髂窝疼痛到急诊科就诊，曾行乳腺癌切除术。行腹盆部 CT 检查（图 1、图 2）。

## 问题：

1. CT 扫描显示出什么异常？
2. 诊断是什么？
3. 该病与之前的病史有联系吗？

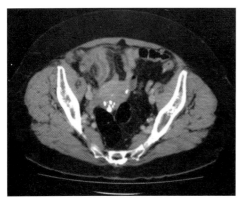
图 1

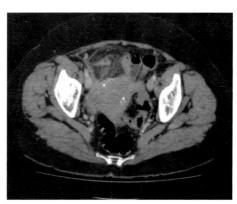
图 2

## 解答：

1. CT 扫描显示盲肠下方可见一盲管状结构（图 3）壁增厚、其周围肠系膜脂肪区密度不均匀增高（黑色箭头）。

2. 上述表现强烈提示为急性阑尾炎。

3. 急性阑尾炎与乳腺癌本身没有直接的联系。在老年患者的阑尾切除标本中发现肿瘤的几率在增加。

急性阑尾炎是一种常见的外科疾病，常见于年轻患者。随着年龄的增长，阑尾切除标本中发现恶性肿瘤的几率越来越高。

超声和 MDCT 均可用于急性阑尾炎的诊断。为了避免电离辐射，建议在儿童患者中首选超声检查。超声的表现特征是阑尾增粗、局部压痛及阑尾周围脂肪炎性浸润。CT 诊断急性阑尾炎最有价值的表现为阑尾管壁增厚及强化、阑尾周围脂肪炎性渗出。有研究表明，如果出现 2 个特征性表现，超声或 CT 诊断急性阑尾炎的敏感性为 92%；如果出现 3 个特征性表现，其诊断的敏感性为 96%。

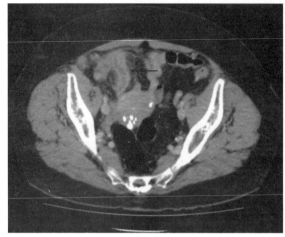

图 3

> **■ 要点：**
>
> · 超声和 CT 均可以用于阑尾炎的诊断。
> · 随着年龄的增加，肿瘤的发生率也在增加。

延伸阅读：

van Randen A, Lameris W, van Es H et al Profiles of US and CT imaging features with a high probability of appendi- citis. Eur Radiol,2010, 20 (7) :1657-1666.

# 病例 13

患者男性，67 岁，患有酒精性肝硬化（已戒酒 8 年），每年进行肝脏超声和 AFP 检查。

超声检查报告异常（图 1），随后行钆 -BOPTA 肝脏对比增强 MRI 检查，图 2 为 T1 轴位；图 3 为 T2 轴位；图 4 为动脉期；图 5 为门脉期；图 6 为平衡期；图 7 为肝胆延迟期。

## 问题：

1. 请描述超声表现。
2. 应考虑什么诊断?
3. 描述 MRI 表现——信号及强化特点。

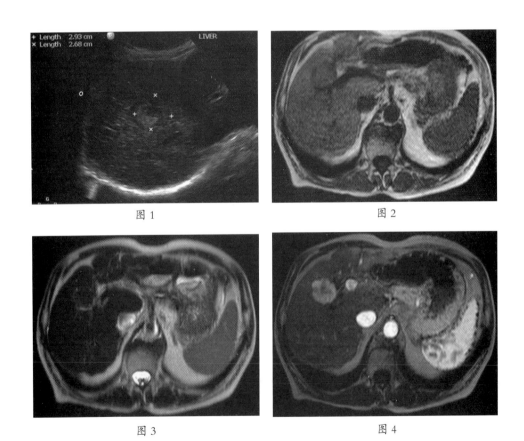

图 1　　　　　　　　　　　　图 2

图 3　　　　　　　　　　　　图 4

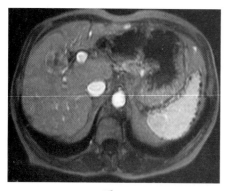
图 5

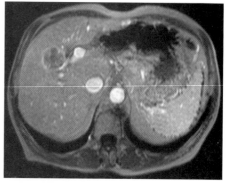
图 6

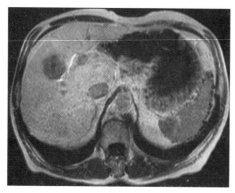
图 7

## 解答：

1.超声可见肝实质内一直径约 3.0cm 边缘呈低回声的不均匀肿块（图 8 箭头）。

2.肝细胞癌。

3.肿块位于肝 V 段，T1 呈低信号（图 9 箭头），T2 呈稍高信号（图 10 箭头）。增强动脉期病灶中央明显强化，门脉期和平衡期强化密度快速下降（图 11 至图 13，长箭头）。动脉期病灶边缘呈低信号，门脉期和平衡期有所强化。肝胆期病灶无强化（图 14 箭头）。

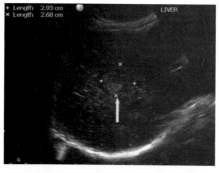
图 8

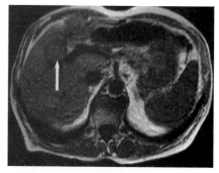
图 9

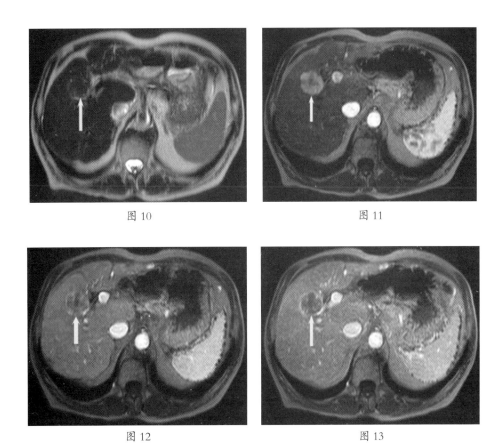

图 10

图 11

图 12

图 13

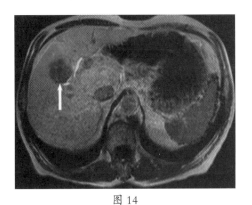

图 14

对于有患肝细胞癌风险的患者通常每6个月做1次超声检查和甲胎蛋白（AFP）测定。

本例患者肝脏超声可见一局限性实性肿块。AFP正常（可见于高达40%的肝癌患者）。进一步评估可行MRI检查，可见肝细胞癌典型的信号和强化特征。

HCC在MRI平扫序列上通常表现不明显。动态增强扫描时HCC常表现为动脉期明显强化，之后迅速廓清；肿瘤的包膜呈延迟性强化；与无包膜的肿瘤相比较，有包膜的肿瘤预后较好。

本例患者进行了肝移植，术后确诊为 HCC。

> ■ **要点：**
>
> - 肝硬化患者需制定肝癌相关项目的检测计划。
> - 通常做超声和 AFP 进行筛查。
> - MRI 有助于对超声发现的局灶性病灶 / 结节进行诊断。

# 病例 14

患者男性，64 岁，因呕吐、腹痛就诊普外科。患者白细胞（WBC）略升高，红细胞沉降率（ESR）74，行腹部 X 线片（AXR）（图 1）和腹、盆部 CT（图 2a、图 2b 和图 3）检查。

**问题：**

1. 从图 1 中看到了什么？
2. 从图 2a 和图 2b 中看到了什么？
3. 从图 3 中看到了什么？
4. 诊断是什么？

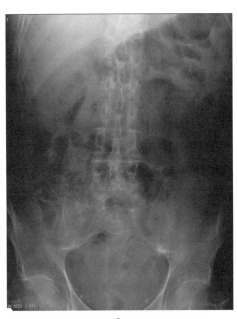

图 1

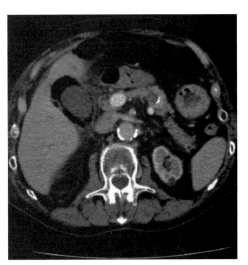

图 2a

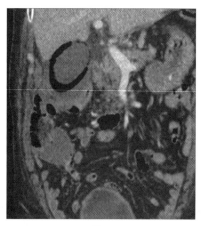

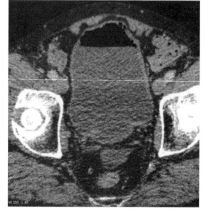

图 2b                  图 3

## 解答：

1.AXR 上于右上腹部可见一个 10cm×6cm 椭圆形包块影，部分呈空气密度（图 4 圆圈），左上腹部小肠轻度扩张。

2.上腹部 CT 轴位（图 5a）和冠状位（图 5b)示：胆囊壁积气。

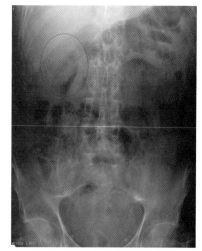

图 4

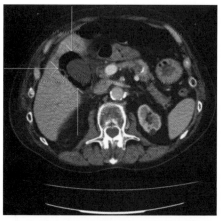

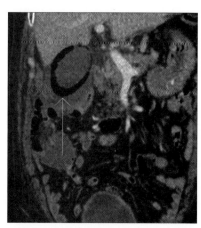

图 5a                  图 5b

3. 盆腔CT轴位示膀胱腔内及膀胱壁积气（图6箭头）。

4. 气肿性胆囊炎和气肿性膀胱炎。

气肿性胆囊炎是一种由产气菌感染引起的罕见的胆囊急性炎症。感染细菌通常是大肠杆菌、克雷白杆菌属和相对少见的肠球菌及厌氧链球菌。有人认为该病与胆囊血管损害（如糖尿病患者的小血管病变）、胆结石、免疫缺陷有关。本例患者均无上述情况，血、尿液培养可见大肠杆菌生长。

气肿性膀胱炎不常见，也是由产气菌感染所引起的，最常见的是大肠杆菌感染，也与糖尿病和免疫缺陷有关。

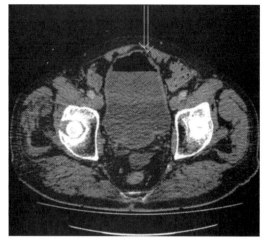

图6

---

▌**要点**：

· 最常见的产气菌是大肠杆菌，可引起气肿性胆囊炎、膀胱炎。
· 糖尿病患者易患该病。

---

延伸阅读：

Gill KS. The changing face of emphysematous cholecystitis. The British Journal of Radiology,1997, 70: 986-991.

Grayson DE. Emphysematous infections of the abdomen and pelvis: a pictorial review. Radiographics,2002, 22:543-561.

# 病例 15

患者女性，64 岁，曾患有胰腺癌，接受过 ERCP 和内镜胆道支架植入术。患者门诊复查主述恶心加重并有黄疸，行 CT 检查（图 1、图 2）。

## 问题：

1. CT 检查发现了什么？

2. 治疗上出现了什么并发症？

3. 进一步应该怎样处理？

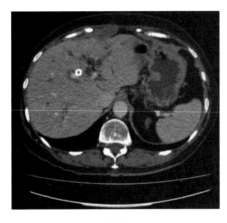 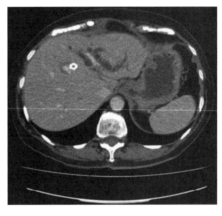

图 1                    图 2

## 解答：

1. CT 显示在肝内可见 1 个圆形高密度胆道支架影（图 3 黑箭头）。肝内胆管表现为曲线样管状低密度，肝左叶胆管明显扩张（白箭头），肝内胆管未见游离气体。

2. 胆道系统未见引流，可能是由于支架堵塞或移位造成的。

3. 需要行 ERCP 来评价支架是否应该更换或复位。如果 ERCP 不能做或是失败，有必要做影像引导下经皮肝穿刺术。

胆道积气最常见的原因是 Oddi 括约肌功能障碍，其可见于括约肌切开术后、胆结石通过损伤或胆道支架植入术后。也可见于胆石性肠梗阻（胆肠瘘，通常为小肠）、外伤后、术后（如胆囊造瘘术后）或作为因十二指肠溃疡而致胆总管瘘的并发症。

进入胆道系统内的气体一般会持续一段时间。支架植入术后胆管内如果没有气体意味着支架植入失败。根据胆管扩张的程度来判断支架植入是否成功不太可靠，因为对于胆管慢性梗阻性病变来说，支架植入并不总是能够立刻使扩张的胆管恢复到正常。

　　胰十二指肠切除术前行胆道支架植入术是否有益还存在争议。有研究表明，术前行胆道引流与菌血症和真菌感染的发病率增高有关；术中胆汁中细菌培养阳性与胰十二指肠切除术后发病率和死亡率增高有关。在一项研究中发现，接受支架植入术的患者其胆汁中细菌培养阳性与支架植入后并发症的发生和支架维持时间有关；然而，未出现并发症的支架植入术与发病率和死亡率升高无关。有些研究者认为该研究所收集的数据不充分；另一些则认为术前支架植入术不应常规使用。

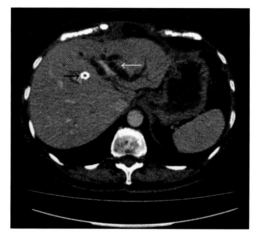

图 3

---

■ **要点：**

　　· 胆道支架植入姑息性治疗梗阻性黄疸非常有用，尽管其术前应用的价值尚不明确。

　　· 胆道系统内无气体提示支架植入失败。

　　· 在胆道系统减压后胆管仍然持续扩张也提示支架植入失败；胆管没有缩小并不意味着支架没起作用。

---

延伸阅读：

Wang Q, Gurusamy K, Lin H, et al. Preoperative biliary drainage for obstructive jaundice. Cochrane Database Syst Rev,2008,16(3):CD005444.

# 病例 16

患者女性，65 岁，既往体健，不明原因上腹痛，遂做超声检查发现异常，建议做 MRCP 检查，图 1 为 T2 上腹轴位；图 2 为胆、胰管 MIP 图。

**问题：**

1. 描述图 1 和图 2 的表现——病变位置、信号特征及和胰管的关系。
2. 鉴别诊断有哪些？
3. 下一步该做什么？

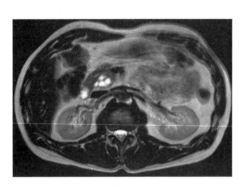

图 1

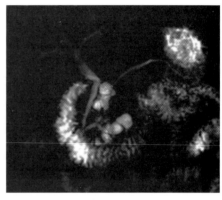

图 2

**解答：**

1. 钩突和胰头部（图 3 和图 4 长箭头）可见界限清楚、边缘呈分叶状的 $T_2$ 高信号病灶，与胰管相通（图 4 短箭头）。

2. 病灶与胰管相通提示为导管内乳头状黏液性肿瘤（IPMT）。鉴别诊断包括：其他胰腺囊性肿瘤、假性囊肿和慢性胰腺炎所致导管扩张。

3. 如果横断面图像不能清晰地区分 IPMT 和慢性胰腺炎，ERCP 可能有所帮助。它不仅可以显示囊肿和胰管是否相通，有时还可看到黏液从乳头溢出（两者均提示 IPMT）。然而，超声内镜（EUS）是当前首选的检查方法，其显示病灶与胰管的关系通常很好，可以看到瘤结节并可进行诊断性穿刺（FNA），抽取囊肿液／黏蛋白和胰液可进行细胞学检查、肿瘤标志物和淀粉酶水平测定。

IPMTs 自 20 世纪 80 年代被认识，其有许多不同的名称，于 1997 年采用"导管内乳头状黏液性肿瘤（IPMT）"这一统一名称。

该肿瘤起源于胰腺导管的内皮细胞并产生黏液，从而导致胰管的扩张。肿瘤可起源于主胰管或分支胰管；组织学上，病变可从增生（癌前病变）转变为癌。

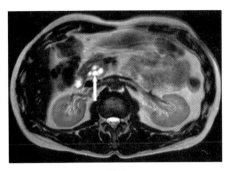
图 3

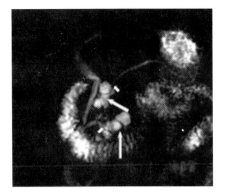
图 4

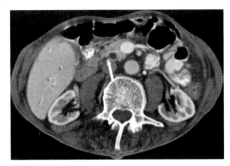
图 5

该肿瘤发病率男、女无明显差异，多见于中老年。

该肿瘤常在横断面图像上被偶然发现，患者可出现腹痛或胰腺炎的症状。肿瘤生长缓慢，转移较晚，但在疾病晚期可引起黄疸、十二指肠或胃受侵和腹膜病变。

超声检查没有特异性，常可看到胰腺囊性病变，通常不能显示病变与胰管的关系。CT 及 MRI/MRCP 不仅可显示主胰管或分支胰管的扩张，而且还可显示其与囊性病变是否相通（图 5，另一病例，轴位 CT 显示囊性病灶与胰管相通）。胰腺萎缩常见，如果 CT 或 MRI 未能做出诊断，则应选择 ERCP 或 EUS 检查（如上所述）。

---

■ 要点：

· IPMT 是起源于胰腺导管产生黏液的囊性肿瘤。

· 组织学上，IPMTs 可从增生转变为癌。

· IPMTs 常被偶然发现，首选 EUS 检查。

---

延伸阅读：

Procacci C, Megibow A J, Carbognin G, et al. Intraductal papillary mucinous tumour of the pancreas; A pictorial essay. Radiographics,1999,19(6):1447-1463.

# 病例 17

患者女性，74 岁，患有严重的阿尔茨海默病，既往有结肠憩室炎和 Crohn's 病。从其疗养院得知该患者 1 周来左腿疼痛加重，入院时无法站立，做了腹部 X 线平片(图 1)和盆腔 CT 检查（图 2a 至图 2d）。

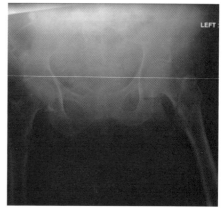

图 1

**问题：**

1. 从图 1 中看到了哪些异常？
2. 从图 2a 至图 2d 中看到了哪些异常？
3. 这些异常改变有哪些联系？

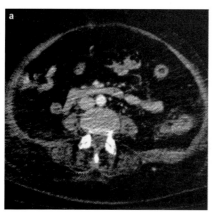

图 2a

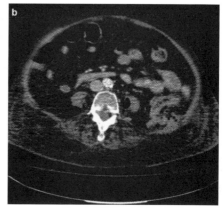

图 2b

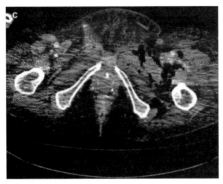

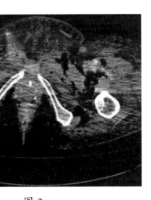

图 2c                          图 2d

**解答：**

1. 左髋周围软组织积气（图 3）。

2. 图 4a 可见降结肠远端壁增厚；图 4b 示左侧腰大肌积气（垂直箭头）和降结肠憩室（水平箭头），部分降结肠似与后腹膜粘连。图 4c（轴位）和图 4d（冠状位重建）显示气体沿降结肠、左大腿一直延伸到股骨远端。

3. 这些表现提示是由憩室炎或 Crohn's 病所致结肠旁脓肿所引起。在左腰大肌与左腹股沟区间形成瘘管，脓液一直延伸到大腿的软组织，但未引流出脓液。

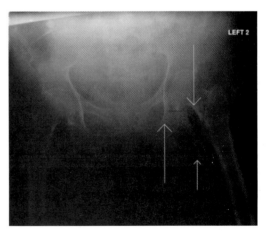

图 3

瘘管形成被公认为是憩室病和 Crohn's 病的并发症。瘘管可在肠道和其他器官之间形成，例如结肠膀胱瘘、结肠阴道瘘，也可引起穿孔或局限性包裹。本病例有些特殊，在腰大肌和左股之间虽然有瘘管形成，但未见到相应的脓肿。不幸的是，该患者死于败血症。

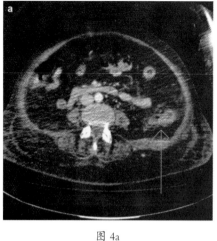

图 4a

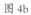

图 4b

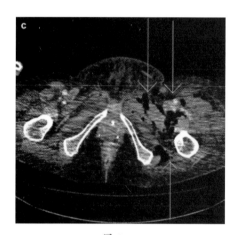

图 4c

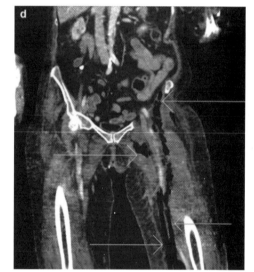

图 4d

■ **要点：**

- 即便 X 线平片排除了骨折，仍要认真观察软组织是否存在异常。
- 一个完整的病史，如本例患者的既往史，对于诊断常常很有帮助。

延伸阅读：

Procacci C, Megibow A J, Carbognin G, et al. Intraductal papillary mucinous tumour of the pancreas: A pictorial essay. Radiographics,1999,19(6):1447-1463.

# 病例 18

患者男性，65岁，因发现无痛性血尿做检查，既往有胃癌治疗史。腹部 CT 为其检查项目的一部分（图1、图2）。

**问题：**

1.CT 检查发现了什么？
2.这些表现的鉴别诊断是什么？

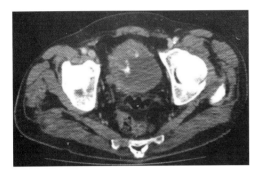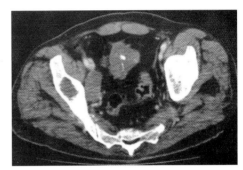

| 图 1 | 图 2 |

**解答：**

1.膀胱右前外侧壁可见异常软组织密度影（图4白箭头），其中包含高密度钙化灶（图4黑箭头），于右侧髂血管区可见一大小为 4 cm × 2.5 cm 肿大淋巴结（图3）。

2.本例表现为膀胱内肿瘤及右髂窝淋巴结肿大。膀胱肿瘤可以是原发性的，如已知其他部位有恶性肿瘤的话，则需要考虑是否是转移瘤。

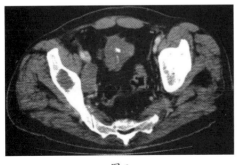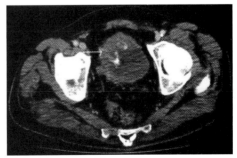

| 图 3 | 图 4 |

膀胱原发恶性肿瘤占大多数，转移瘤占膀胱恶性肿瘤的 1.5% 左右。膀胱转移瘤最常见的原发瘤来自：黑色素瘤、胃、乳腺、肺和肾。

膀胱原发性肿瘤钙化少见，据报道在 8% 左右，但脐尿管肿瘤钙化率较高。

据报道，转移瘤内的钙化与许多原发肿瘤所在的部位和转移的部位有关。转移瘤内发生钙化主要见于 2 种情况：肿瘤骨的形成（成骨性钙化）或瘤软骨的骨化/钙化（化生性钙化）；其次是由于坏死、出血和退行性变化（营养不良性和黏液样钙化）。后者最常见于放疗或化疗后。

转移瘤的钙化与其他非恶性病变的钙化相似，如肉芽肿的钙化、寄生虫感染的钙化和良性肿瘤的钙化等。

---

█ **要点：**

· 膀胱肿瘤在治疗前出现钙化不常见。
· 转移瘤的钙化发生率随着治疗而不断增加。

---

延伸阅读：

Thali-Schwab C, Woodward P, Wagner B.Computed tomographic appearance of urachal adenocarcinomas: review of 25 cases. Eur Radiol,2005 Jan,15(1):79-84.

# 病例 19

患者男性，20 岁，橄榄球比赛中身体左侧受伤。12h 后（在附近的一个旅馆参加庆典后）出现左上腹疼痛。体格检查患者左上腹触痛，血压、脉搏、血红蛋白正常，无血尿。行腹、盆部 MDCT 检查，图 1 至图 3 为上腹部轴位。

## 问题：

1. 请描述脾脏的表现。
2. 肝脏周围的低密度影是什么？
3. 诊断是什么？

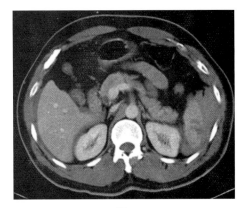

图 1

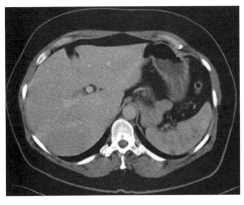

图 2

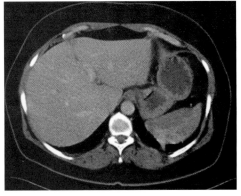

图 3

## 解答：

1. 可见贯穿脾脏的线条状低密度影（图4长箭头），脾脏周围可见低密度影围绕（图4星号）。

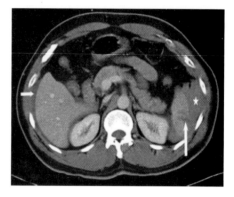

图 4

2. 肝周(图4短箭头)可见液性密度影(本例为出血)。

3. 3级脾裂伤伴周围血肿及腹腔内积血。

CT是评估腹部钝挫伤应用最广且准确的检查方法。脾钝挫伤可根据CT表现进行分级。分级方法有多种，应用最广的是美国创伤外科协会制定的分级方法。

根据该分级，本例为3级——裂伤超过3cm，但未达到脾门血管；或有血管撕裂，且伴有50%的包膜下血肿破裂造成腹腔积血。

CT分级保证了以标准化的方式描述损伤，并且有助于比较预后等。然而，在预测是否需要干预治疗的作用方面尚存在争议。

近年来，脾损伤的治疗方法在不断变化。如果可能的话（令人惊奇的是，脾裂伤常常会很快愈合，随访CT则无所发现），趋向于保留脾脏的保守治疗。对于脾脏严重损伤，尤其是伴有血流动力学不稳定的患者，需要进行手术干预。手术方法也在不断改进——脾切除术虽然仍是常规手术方式，但如果可能的话，可采取保脾手术。经导管栓塞（TCE）介入手术越来越普遍——其包含许多不同的技术，应用最广的是将金属弹簧圈栓塞在脾动脉主干（胰腺供血动脉的远端）来降低脾脏灌注压力。栓塞手术通常会很快阻止出血，保证了患者安全，避免了手术风险。然而，这些需依赖于介入放射小组的快速应急反应能力。

---

**■ 要点：**

· MDCT是钝挫伤首选的检查方法。

· 脾损伤可通过其CT表现进行分级。

· TCE是控制脾出血非常有效的技术。

---

延伸阅读：

1. http://www.trauma.org/archive/scores/ois.htmL

2. Cohn SM, Arango JI, Myers JG, et al. Computed tomography grading systems poorly predict the need for intervention after splenic and liver injuries. Am Surg,2009,75(2)：133-139

# 病例 20

患者男性，86 岁，有肾功能衰竭及红细胞增多症病史。肾脏超声检查（图 1a、图 1b）异常，继而做腹、盆部 CT 检查（图 2a 至图 2d）。

## 问题：

1. 从图 1a 和图 1b 中看到了什么？
2. 从图 2a 中看到了什么？箭头指示的是什么结构？正常吗？
3. 图 2b 中的箭头指示的异常结构是什么？
4. 从图 2c 和图 2d 中看到了什么？原因是什么？

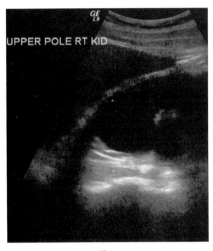

图 1a

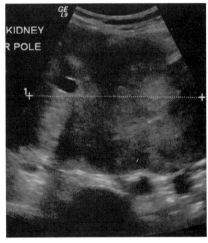

图 1b

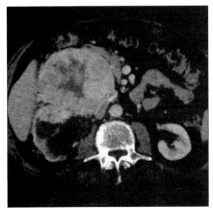

图 2a

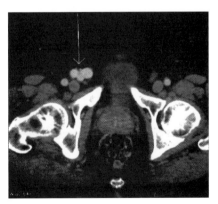

图 2b

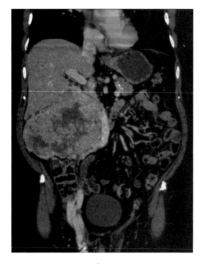
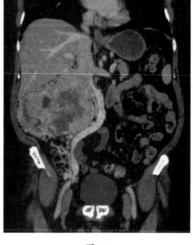

图 2c  图 2d

解答:

1. 右肾上极明显积水扩张（图 3a），下极可见软组织肿块（图 3b）。

2. CT 可见右肾中下极（图 4a 垂直箭头）1 个巨大的软组织肿块，导致右肾后、上方集合系统梗阻（图 4a 水平箭头）。图 2a 箭头标注的结构是下腔静脉，下腔静脉明显受压。注意位于肾脏肿块前内侧引流肠系膜和肠的扩张静脉。

3. 右侧曲张的精索静脉。

4. 可见扩张的右侧睾丸静脉（图 4b）直接引流到肿块上方的下腔静脉（图 4c）。原因是下腔静脉受压导致引流静脉侧支扩张，这也解释了明显扩张的肠系膜静脉。

通常是左肾肿瘤累及左肾静脉会导致左侧精索静脉曲张，因左侧睾丸静脉是引流入左肾静脉的。在本例，下腔静脉受压，睾丸静脉于下腔静脉受压段上方引流入下腔静脉的。

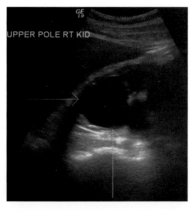
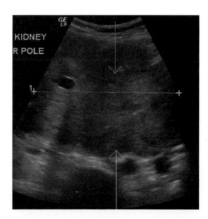

图 3a  图 3b

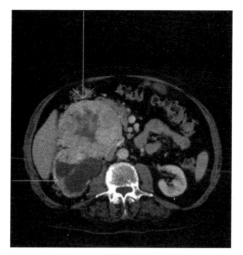

图 4a

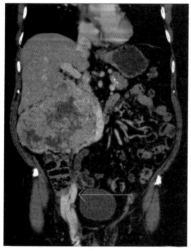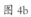

图 4b

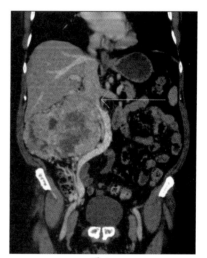

图 4c

> **▌要点：**
>
> · 当发现精索静脉曲张时，应做肾脏超声检查。

# 病例 21

患者女性，37岁，既往有Crohn's病病史，门诊复查，患者无腹痛，但肠鸣音亢进。门诊结肠镜检查失败，需做进一步检查。

## 问题：

1. 进一步该做什么检查？
2. 怎样做？
3. 发现了什么？

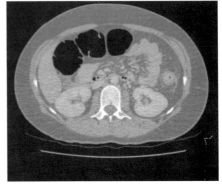

图 1

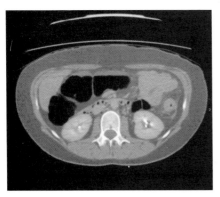

图 2

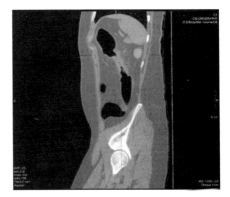

图 3

## 解答：

1. 应做CT仿真内镜检查。
2. 肠道准备同纤维结肠镜检查。经直肠插管灌注二氧化碳或空气使肠管扩张。采集仰卧、俯卧或侧卧位图像。也可在静脉注射对比剂后采集图像并且包括胸部。

3. 在仰卧位（图 4 黑箭头）或俯卧位（图 5 黑箭头）图像上可见降结肠狭窄。鉴于患者有Crohn's病病史，很可能是炎性病变导致的狭窄，矢状位重建（图6白箭头）很容易测量病变的长度。

CT 结肠成像是利用多层螺旋 CT 的技术优势，不但能提供横断位图像及冠状位、矢状位重建图像，而且可以观察肠腔内的情况，即仿真结肠镜检查，新的重建技术可以"铺平"肠道，即所谓虚拟解剖。

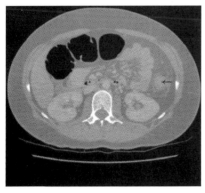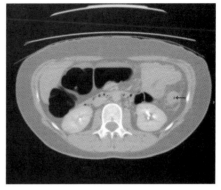

图 4　　　　　　　　　　　　图 5

CT 结肠成像的适应证包括：结肠镜检查失败或拒绝结肠镜检查的患者和结肠镜无法通过狭窄段的肿瘤分期。该技术的作用在不断显现，在一定程度上可取代钡灌肠检查。该技术具有较好的耐受性，在不降低检查准确性的情况下，可以观察肠道外的结构情况。

有人建议该技术可用于对有或无临床症状患者的肠道筛查。该检查可以看到 7mm 大小的结肠息肉。

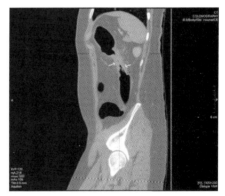

图 6

---

■ **要点：**

· 肠道炎性狭窄相对无症状。
· CT 结肠成像日益成为一个重要的检查技术。

---

延伸阅读：

Christensen K, Fidler J, Fletcher J, et al. Pictorial review of colonic polyp and mass distortion and recognition with the CT virtual dissection technique. Radiographics,2010,30(5):e42.

# 病例 22

患者男性，25 岁，出现血性腹泻，每天大便约 15 次。患者有心动过速和弥漫性腹部压痛，进行了腹部 X 线平片（AXR）检查（图 1）。

## 问题：

1. 请描述横结肠的表现。
2. 这种表现的鉴别诊断是什么？
3. 导致出现该临床表现的可能原因是什么？
4. 图像底部半圆形致密影是什么（图 1 长箭头）？

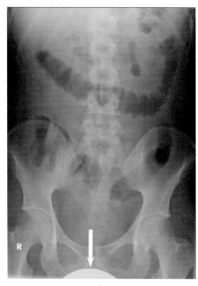

图 1

## 解答：

1. 结肠壁明显增厚，被称为"拇指印"征（图 2 短箭头），无肠道扩张。
2. 鉴别诊断范围很广，最常见的 2 种疾病是缺血性结肠炎和炎症性肠病。
3. 溃疡性结肠炎。

4. 性腺屏蔽器材——在行 AXR 检查时经常使用（图 2 长箭头），保护阴囊避免受到辐射。

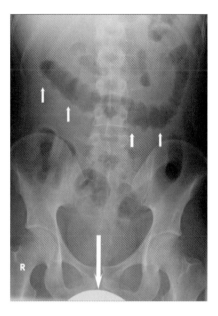

图 2

"拇指印"征是一放射学征象，用以描述水肿、增厚的结肠壁。其常出现于缺血性结肠炎晚期并表示预后不良。它也可见于炎症性肠病，特别是"中毒性巨结肠"。其他少见的原因包括创伤、感染（阿米巴）、淋巴瘤、淀粉样变和子宫内膜异位症。

> **▌ 要点：**
>
> · "拇指印"征是腹部 X 线平片（AXR）典型的放射学征象。
> · 最常见的原因是缺血性结肠炎和炎症性肠病。

# 病例 23

患者男性，84 岁，出现急性上消化道出血（Hb 6.8g/L）。内镜检查发现异常并进行活检；进行 MDCT 检查（图 1a、图 1b）。

**问题：**

1. 从图 1a 和图 1b 中看到了什么？
2. 可能的诊断是什么？
3. 恶性肿瘤的可能性有多大？
4. 病变是怎样发现的？

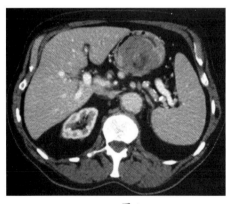 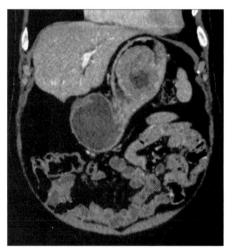

图 1a                   图 1b

**解答：**

1. 胃底部可见 1 个界限清晰的圆形肿块，与胃壁分界不清（图 2a 和图 2b），肿块中央可见坏死。
2. 胃肠道间质瘤（GIST）。
3. 恶性程度取决于肿瘤的组织学分级和大小。
4. 如本例，GIST 可出血，然而，在很多情况下肿瘤无症状，在 OGD 或 CT 检查时被偶然发现。

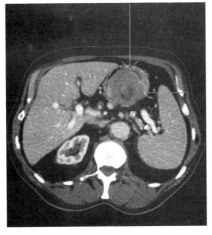 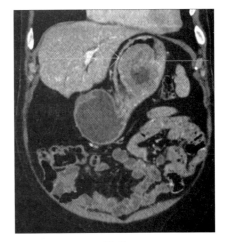

图 2a 图 2b

胃肠道间质瘤是起源于肠壁固有肌层具有不同分化程度的胃肠道间叶组织肿瘤的一个亚型。早期医学文献称其为平滑肌瘤或平滑肌肉瘤。该肿瘤最常见于胃,其次是小肠,也可见于胃肠道的其他部位。肿瘤较小且低级别肿瘤很少发生转移;肿瘤较大且高级别肿瘤最常见的转移部位是肝和腹膜。

影像学上该肿瘤表现为起源于胃或小肠壁、界限清晰的圆形病灶。

---

■ **要点:**

· 如果看到 1 个起源于胃或小肠壁的界限清晰的圆形肿块,应想到胃肠道间质瘤。

· 肿块的大小很重要!需准确测量。

· 较小的胃肠道间质瘤会被偶然发现,需要进行随访观察。

---

延伸阅读:

Vu H Nguyen, MD et al Gastrointestinal Stromal Tumours -Leiomyoma/Leimyosarcoma: emedicine. medscape.com. article/369803.

# 病例 24

女性，80岁，门诊患者，2个月前曾因腹痛入院，当时的超声检查发现膀胱内有1个病灶，随后接受了经尿道膀胱肿瘤切除术。患者主述排便习惯发生改变并伴间歇性上腹痛。体格检查无明显阳性体征，患者拒绝肠镜检查，要求做CT结肠成像检查（图1、图2）。

## 问题：

1. CT检查发现了什么？
2. 诊断是什么？
3. 进一步检查需要做什么？

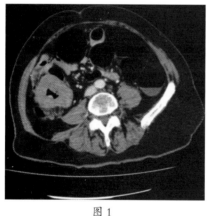
图 1

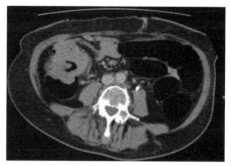
图 2

## 解答：

1. 盲肠区可见1大的软组织密度病灶（图3箭头），在仰卧位和俯卧位上病灶的位置和形态未发生改变，局部亦未见明显肿大的淋巴结。

2. 盲肠区可见大的肿瘤，鉴于其大小考虑很可能是恶性肿瘤。

3. 需要做胸部CT明确其分期；需内镜活检确诊其是否为恶性肿瘤。

CT虚拟结肠镜检查已经成为那些不愿意接受肠镜检查患者的另外一种替代检查方法。该技术优于传统的钡灌肠检查是因其不但能观察到肠外的结构，而且还可以识别局部及远处的肿大淋巴结或远处的转移性病灶，如肝脏转移病灶。如果要确定肿瘤的良恶性（而不是用于筛查），则需要做（包括胸部）一次性增强扫描，以避免患者分段检查的烦琐。

虚拟结肠镜诊断恶性肿瘤的可靠性可足以作为进行手术的依据。然而，在治疗开始之前，从患者方面的因素考虑，可能需要组织学确诊。

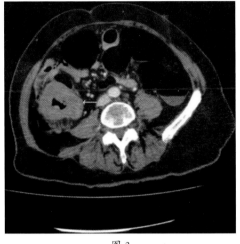

图 3

要点：

· CT 结肠成像对于不愿意接受传统结肠镜检查的患者来说是一种有效的检查方法。

· 在一次性检查中可完成对肿瘤的分期。

· 并不总是需要组织学确诊。

# 病例 25

患者女性，20岁，怀疑胆结石做超声检查。超声发现肝右叶有1个等回声肿块，其相邻的肝内血管走行扭曲。行MRI钆-BOPTA增强检查，图1为T1；图2为T2；图3为动脉期；图4为门脉期；图5为平衡期；图6为肝胆期。

## 问题：

1. 请描述T1、T2图像上病变的信号强度。
2. 请描述病变的主要强化类型。
3. 请描述病灶中央小区域的强化类型。
4. 诊断是什么？

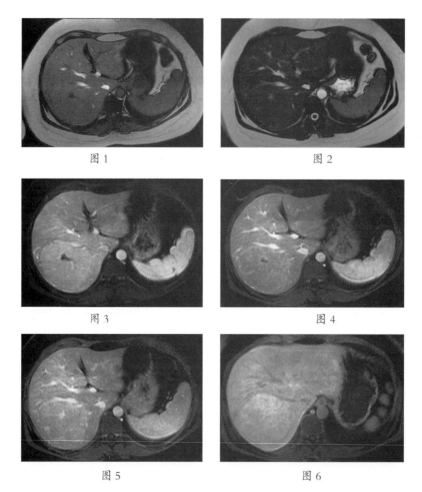

图1　　　　　　　　　　　　　　　图2

图3　　　　　　　　　　　　　　　图4

图5　　　　　　　　　　　　　　　图6

1.T1、T2 图像上病灶大部呈等信号，中央小片区域 T1 呈低信号（图 7 箭头），T2 呈高信号（图 8 箭头）。

2. 病灶于动脉期和门脉期有明显强化，平衡期减退，肝胆期呈中度强化（图 9 至图 12 星号）。

3. 在动脉期、门脉期病灶无明显强化，平衡期呈中度强化（"延迟强化"），肝胆期病灶呈等信号（图 9 至图 12 箭头）。

4. 局灶性结节性增生（FNH）。

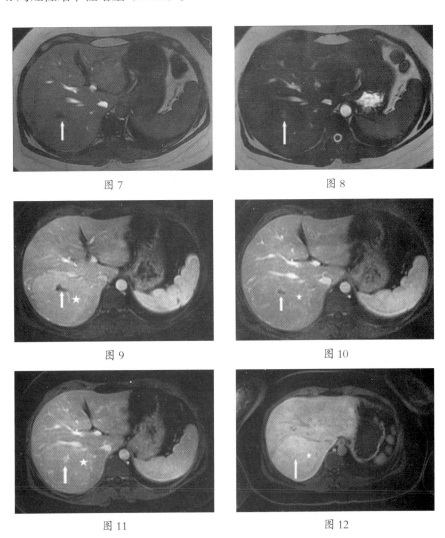

图 7　　　　　　　　　　　　　图 8

图 9　　　　　　　　　　　　　图 10

图 11　　　　　　　　　　　　　图 12

本病例展示了 FNH 典型的 MRI 信号及增强特征。肿块大部在 T1、T2 上呈等信号，早期明显强化，并快速减退，随后肝胆期逐渐强化，（此与肿块内肝细胞功能状态有关——与病例 46 比较）。病灶中央小区域为纤维瘢痕组织，T1 呈低信号，T2 呈高信号，并延迟强化。

FNH 是肝脏第二常见的良性肿瘤（肝血管瘤最常见）。它被认为是先天性血管畸形所致肝细胞的非肿瘤性增生反应。FNH 由肝动脉供血（解释了动态增强早期强化并随之减退的现象），它包含功能正常的肝细胞而胆管受损（解释了肝胆期病灶增强的原因——与病例 46 比较）。

20% 的 FNH，尤其是较大的病灶，中央有瘢痕，如前文描述的呈延迟性强化。

大多数 FNH 表现为肝右叶小的、界限清晰的肿块。90% 的 FNH 不超过 5.0cm，这使得该病与其他疾病不同。

大多数 FNH 发生在育龄期的年轻女性，口服避孕药与其发生有关，但似乎并不促进其生长（与肝腺瘤不同，其通常在孕期或口服避孕药时促进其生长）。

FNH 与肝腺瘤的区别在于没有坏死、出血及恶性变。

大多数 FNH 在影像学上可以得到很明确的诊断（尤其是 MRI 钆-BOPTA 增强扫描或超声造影检查），少数患者需做活检，但定性仍存在一定困难。

---

**▌ 要点：**

- FNH 是一种因先天性血管异常导致的非肿瘤性反应。
- FNH 是育龄期妇女常见的一种良性肿瘤。
- 无恶性潜能或出血、坏死的风险。
- 通常采用增强 MRI 或超声造影诊断。

---

**延伸阅读：**

Jang H J, Yu H, Kim T K.maging of focal liver lesions. Semin Roentgenol,2009, 44:266-282.

# 病例 26

患者男性，74 岁，出现左侧腰痛伴肉眼血尿 2 周，行 MDCT 检查（图 1a 至图 1c，图 2a 和图 2b）。

**问题：**

1. 做了什么样的 CT 检查？
2. 从图 1a 中看到了什么？图 1b 和图 1c 中的箭头指的是什么？
3. 图 1a 至图 1c 是什么期相图像？
4. 从图 2a 和图 2b 中看到了什么？
5. 图 2a 和图 2b 是什么期相图像？
6. 可能的诊断是什么？

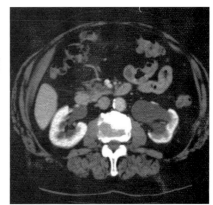

图 1a

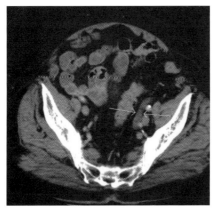

图 1b

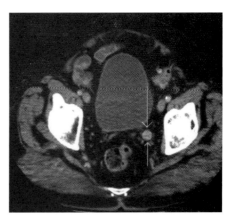

图 1c

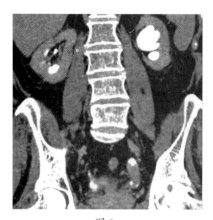 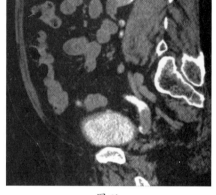

图 2a                                    图 2b

## 解答：

1.CT 尿路造影检查（CTU）。

2. 左侧肾盂积水。

图 1b 和图 1c 中左侧远端输尿管积水扩张。

图 1c 中箭头所指为左侧膀胱输尿管连接部（VUJ）上方输尿管内实性软组织密度肿块。

3. 增强动脉期图像。

4. 冠状位和矢状位重建图像可见左侧远端输尿管内的充盈缺损（图 3a 和图 3b）。

5. 增强延迟期（大约延迟 15min）图像。

6. 左侧输尿管远端的移行细胞癌（TCC）导致尿路梗阻。

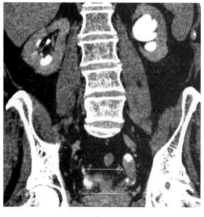 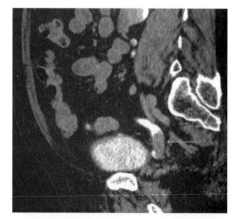

图 3a                                    图 3b

随着 MDCT 的普遍使用，越来越多的医院采用 CT 尿路造影（CTU）来代替传统的静脉尿路造影（IVU）对肾绞痛和持续性血尿患者进行检查。然而，CTU 扫描协议各不相同，在我们机构，对于血尿患者我们采用动脉期和延迟期扫描（静脉注射对比剂后 15min）。动脉期肿瘤常强化，我们可借此评估肿瘤的实质；此期还能提供手术所需的详细的受累肾脏的动脉血供和评估肾集合系统内的结石。本病例，我们采用延迟期来显示移行细胞癌（TCC）所致的充盈缺损。只有肾绞痛患者，我们机构才做平扫检查。

CTU 还具有同时显示腹、盆部其他器官的优点。即使是动脉期扫描，如果发现肾细胞癌，其转移瘤常是富血供的易被发现。我们则需要重新对胸部进行扫描。

---

■ 要点：

· 在许多医院，CTU 大多已经取代了传统的 IVU。
· CTU 能够提供额外的信息，例如能更准确地评估肾肿瘤及肝脏和淋巴结转移的检出。
· 使用 2 期扫描技术有助于降低辐射剂量。

---

延伸阅读：

Caoili EM, Cohen R. CT urography: technique and applications RSNA Categorical Course in Diagnostic Radiology. Genitourinary. Radiology ,2006,11-22.

# 病例 27

患者男性，82 岁，因倦怠、气短、小便不利看急诊。患者有贫血，Hb7.6g/L；白细胞计数升高；6 个月前曾有颈部放疗史。尿培养有变形杆菌，行腹部MDCT 增强检查（图 1 至图 3）以排除血栓性疾病。

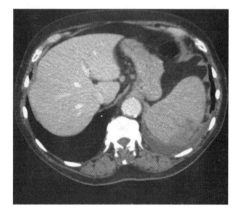

图 1

## 问题：

1. 从 3 张图中看到了哪些异常？
2. 可能的诊断是什么？

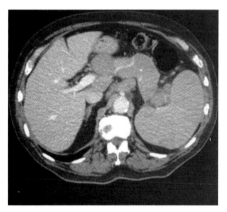

图 2

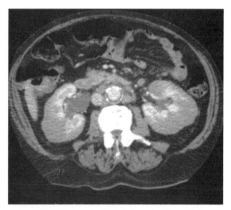

图 3

## 解答：

1. 左侧胸腔底部有少量积液（图 4 长箭头）；脾外周低密度病灶（图 4 短箭头）；胰腺弥漫性肿大及肝门区肿大淋巴结（图 5 白箭头和黑箭头）；双肾弥漫性肿大，其外周强化较弱（图 6 箭头），右肾盂积水扩张。

2. 可能性诊断为淋巴瘤，因为患者曾有颈部淋巴瘤治疗史。

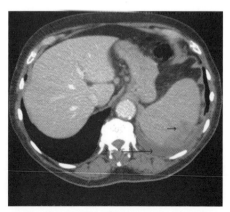

图 4

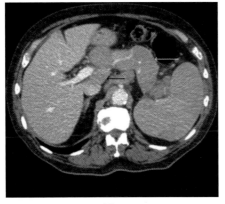 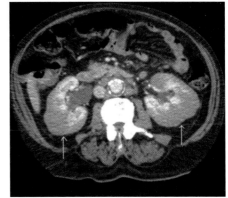

图 5                          图 6

　　大约 40% 的淋巴瘤患者有结外病变，非霍奇金淋巴瘤（NHL）结外病变较霍奇金淋巴瘤常见。腹内结外病变最常见的部位是脾，其他依次为肝、胃肠道、胰腺、腹壁、泌尿生殖道、肾上腺、腹腔和胆道系统。

　　据报道，结外病变常见于套细胞、成淋巴细胞、Burkitt's 和黏膜相关淋巴组织（MALT）淋巴瘤。艾滋病（AIDS）相关和移植后淋巴增殖性疾病（PTLD）也很可能是结外病变。

　　胰腺受累通常是由于淋巴结的转移，据报道占 NHL 的 30%；肾脏受累不常见（3%~8%），但却是泌尿生殖道最常见的受累器官。病灶可以是多发或单发肿块，也可以是直接扩散或弥漫性浸润性病变。

---

**▋ 要点：**

- 脾脏是淋巴瘤结外最常受累的腹腔器官。
- 器官弥漫性肿大是淋巴结外疾病的特征。

---

延伸阅读：

W Lee, E Lau, V Duddalwar, et al. Abdominal Manifestations of Extranodal Lymphoma: Spectrum of Imaging Findings. AJR, 2008,191:198–206.

# 病例 28

患者男性，75 岁，曾因右上腹痛就诊。超声检查为胆囊结石，行腹腔镜胆囊切除术。手术过程不太顺利，术后 2d 因右上腹痛行 MDCT 检查（图 1）。对肝外胆汁进行引流，随后进行 ERCP 及胆道支架植入术（图 2）。1 年后患者出现黄疸，行 ERCP（图 3）；2 年后，患者再次出现反复发热和间歇性腹痛，行 MDCT（图 4、图 5）及 MRI 检查（图 6，T2 轴位）。

## 问题：

1. 描述术后即刻胆囊窝的改变（图 1）。
2. 描述图 2、图 3 的 ERCP 表现。
3. 描述并解释 MDCT 和 MRI 的表现（图 4 至图 6）。

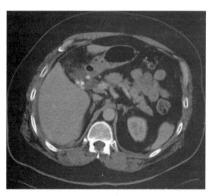

图 1

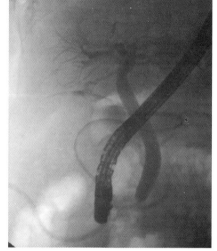

图 2

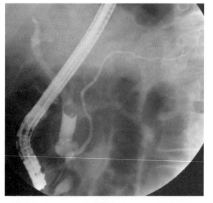

图 3

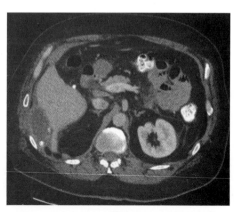

图 4

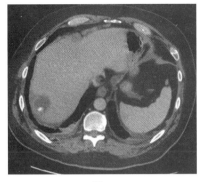
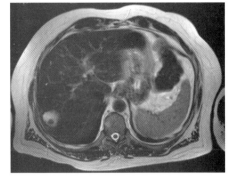

图 5                                    图 6

1. 胆囊窝可见腹腔镜胆囊切除术后遗落的结石（图 7 箭头）。

2. 第 1 幅 ERCP 图像显示对比剂从胆管漏出到胆囊窝（图 8 长箭头）和下方的引流管（图 8 短箭头）。第 2 幅 ERCP 图像显示要取出的胆总管结石（图 9 箭头）。

3. 胆结石（图 10 至图 12 长箭头）从胆囊窝取出并遗落在腹腔周围且被积液所包裹（图 10 至图 12 短箭头）。

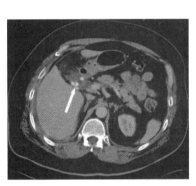
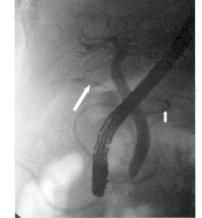

图 7                                    图 8

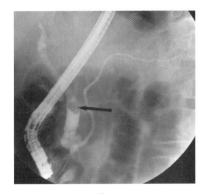
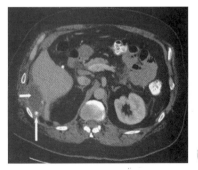

图 9                                    图 10

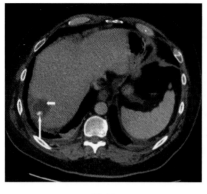 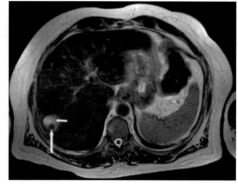

图 11　　　　　　　　　　　　　　　　图 12

　　本病例展示了胆囊切除术后的一些并发症。

　　首先，患者出现了胆瘘。胆瘘通常发生在胆囊管残端或穿过肝右叶直接入胆囊的 Luschka 小管。如本病例，胆瘘通常是胆道支架植入和积液引流的结果（特别是当积液被感染时）。其次，患者因胆管结石出现黄疸——这可能是由于胆囊切除术前方案制定的疏忽，或术中结石意外地进入胆管，或术后胆管内新形成的结石。结石已经由内镜取出。第三，患者腹腔内可见围绕术后遗落结石的多发脓肿。后来，结石被取出，并对脓肿进行了引流。

---

■ **要点：**

- · 胆囊切除术偶尔会有并发症。
- · 胆瘘常发生于经内镜胆道支架植入术后。
- · 胆囊切除术后出现黄疸，首选 MRCP，因为超声对胆管结石敏感性不高。
- · 遗落的胆结石可能无症状，但可导致脓肿形成或其他并发症。

---

延伸阅读：

Pinkas H, Brady P G. Biliary leaks after laparoscopic cholecystectomy: time to stent or time to drain. Hepatobiliary Pancreat Dis Int,2008, 7(6):628-632.

Singh A K, Levenson R B, Gervais D A, et al. Dropped gallstones and surgical clips after cholecystectomy: CT assessment. J Comput Assist Tomogr,2007, 31(5):758-762.

# 病例 29

患者女性，76 岁，因 1 周未排便伴腹痛送去看急诊。患者有慢性便秘病史。体格检查发现腹部膨隆并可触及弥漫性腹部包块，行 AXR（图 1）和腹部 CT 检查（图 2a 至图 2c）。

## 问题：

1. 从图 1 腹部平片中看到了什么？
2. 图 1 显示的征象是什么？
3. 最可能的诊断是什么？
4. CT 检查补充或排除了什么？

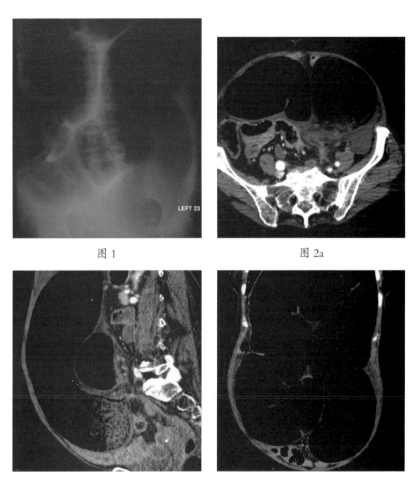

图 1　　　　　　　　　　图 2a

图 2b　　　　　　　　　　图 2c

## 解答：

1.可见明显扩张的乙状结肠占据腹腔。

2.显示"咖啡豆"征（图3箭头指向"咖啡豆"中央的皱襞）。这是由于仰卧位上扩张的乙状结肠沿肠系膜对折所形成的中央致密线状影。

3.乙状结肠扭转。

4.本病例平片即可诊断。如果平片确定不了，CT检查对于确定诊断、评估肠缺血或穿孔及寻找其他引起腹痛、腹胀的原因不失为一种相对无创的检查方法。

图4a和图4c中的箭头指向"鸟嘴"状扭曲点的位置，图4b为CT所看到的"咖啡豆"征。

乙状结肠扭转是大肠梗阻常见的原因。在西方国家，它是继癌和憩室性狭窄后的第三位主要原因，在长期患有慢性便秘及使用泻药的老年人群中尤其常见。在南美洲，乙状结肠扭转与南美锥虫病有关；在非洲，则与高纤维膳食有关。在这些国家，患者的发病年龄常较西方国家年轻。

在西方国家该病在老年患者中的死亡率高达20%左右，大约80%的病例仅靠仰卧位X线平片即可诊断，且得以快速治疗，并不需要进一步的影像学检查。

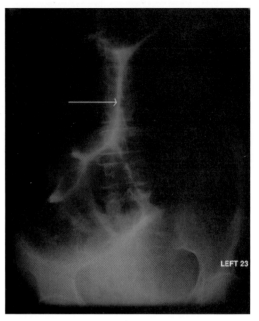

图3

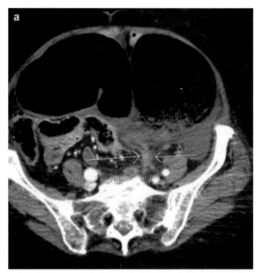

图4a

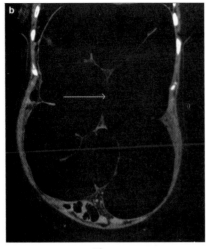
图 4b

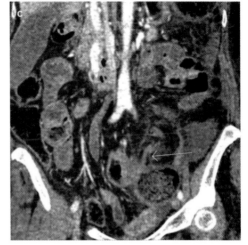
图 4c

---

■ 要点：

- 80% 的乙状结肠扭转依靠仰卧位 X 线平片即可诊断。
- 要寻找"咖啡豆"征（图 3）。
- 该病的死亡率为 20%，延迟治疗会增加肠缺血和 / 或穿孔的风险。

---

延伸阅读：

Deborah Feldman. The coffee bean sign. Radiology,2000, 216: 178-179.

# 病例 30

患者男性，80岁，因急性头痛发作送往急诊科。患者还主诉胸痛并放射到腹部。既往有肺气肿及服用华法林治疗房颤的病史。体格检查患者有低血压，而无贫血。先行胸部X线检查（图1），因患者持续性低血压，遂行CT检查（图2至图4）。

## 问题：

1. 胸部X线检查发现了什么？
2. CT检查发现了什么？
3. 应该选择什么样的治疗方式？

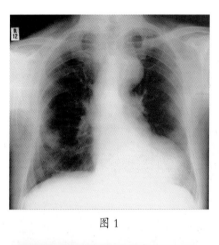

图 1

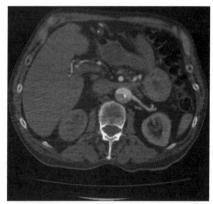

图 2

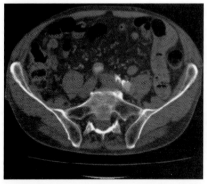

图 3

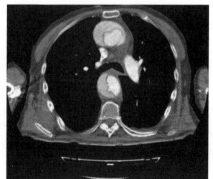

图 4

1. 胸部 X 线片显示升主动脉增宽、迂曲延长。右肺与第 9 后肋重叠处可见界限模糊的密度增高影。

2. 图 5 为左肾动脉层面图像,腹主动脉可见夹层(黑箭头),左肾动脉内可见对比剂影(白箭头)。图 3 为稍低于腹主动脉分叉水平图像,夹层一直延续到双侧髂总动脉。

图 6 示夹层累及升、降胸主动脉,胸片上所见界限不清晰的密度增高影在胸部 CT 的其他层面上也可看到,恰巧是偶然发现的肺肿瘤。

3. 考虑到夹层的范围,必须进行治疗。如果有严重的如肠道、腿部或肾脏缺血,只要不影响脑灌注,开窗术不失为一种选择。一些医疗中心试图尝试外科修补或置换升主动脉及主动脉弓远端支架植入的杂交手术。

一直延伸到髂血管的全主动脉夹层,据报道占胸主动脉夹层的 5%。夹层出口常位于左侧髂动脉,累及双侧者约占 10%。在没有手术干预的情况下,预后很差。

急性腹主动脉夹层通常采用多层螺旋 CT 来诊断。

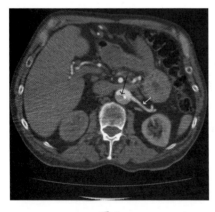

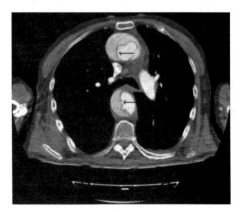

图 5　　　　　　　　　　　图 6

---

**■ 要点:**

- 少数病例夹层由胸主动脉延伸到腹主动脉。
- 在没有外科手术干预的情况下,预后较差。

# 病例 31

患者男性，50 岁，无饮酒史，有短暂的中腹部疼痛病史。腹部有轻触痛，但无腹膜炎体征。血清淀粉酶升高，超声检查胆囊内无结石，CT 显示胰腺肿胀，但无积液或坏死，诊断为轻症急性胰腺炎。

由于胰腺炎的病因不明，进行了 MRCP 检查（图 1、图 2）。

## 问题：

1. 请描述胰腺导管系统。

2. 诊断是什么？

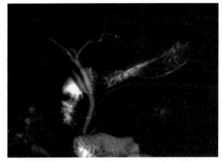

图 1

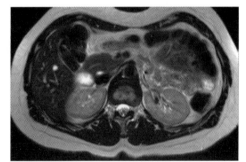

图 2

## 解答：

1. 腹胰小导管（图 3 长箭头）引流入大乳头——在 ERCP 中也有显示（图 5）。主 / 背胰管（图 3 短箭头）引流入位于十二指肠内侧的小乳头（图 3 中箭头）。胰头部主胰管（图 4 短箭头）位于胆总管（图 4 长箭头）的前方。

2. 胰腺分裂。

胰腺分裂是一种先天性变异，其发生率占人口的 5%~10%。是由于胚胎

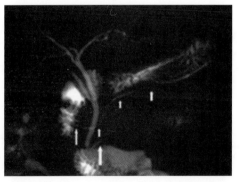

图 3

期胰腺的腹、背侧部分未能融合所致。胚胎解剖学认为主胰管（约 70%）是通过背侧胰管引流入十二指肠小乳头（位于十二指肠大乳头的头 / 近端）；腹胰管引流入十二指肠大乳头。

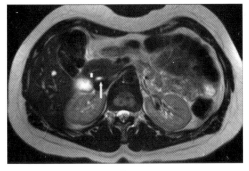
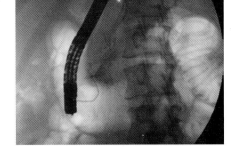

图 4                                      图 5

胰腺分裂的意义尚不明确，存在争议。有些学者认为它会诱发胰腺炎和梗阻性疼痛——可能原因是小 / 副胰管细小或狭窄致胰液引流受阻所致。测压的方法证明不可靠，治疗方法采用经内镜乳头括约肌切开术，如果不成功，则行外科手术——包括已开展的胰十二指肠切除术。

另一些学者则认为，胰腺分裂不会诱发胰腺炎，两者同时出现有可能是偶然性的。

尽管 ERCP 和 MRCP 分别是诊断胰腺分裂的"金标准"和常用的检查方法，同样也存在有争议。有些学者认为其敏感性低，另一些则认为其诊断准确。

---

**■ 要点：**

· 胰腺分裂在西方国家的发生率为 5%~10%。
· 胰液引流主要通过胰背导管引入小乳头。
· 胰腺分裂与胰腺炎的关系尚存在争议。
· 诊断胰腺分裂应采用 ERCP 或 MRCP 检查（虽然 MRCP 的敏感性可能不如 ERCP）。

---

延伸阅读：

Cotton P B. Congential anomaly of pancreas divisum as cause of obstructive pain and pancreatitis. Gut,1980, 21:105-114.

Delhaye M, Engleholm L, Cremer M. Pancreas divisum: congenital anatomical variant or anomaly? Contribution of endoscopic retrograde dorsal pancreatography. Gastroentorol,1985, 89 (5): 951-958.

Carnes M L, Romagnuolo J, Cotton P B. Miss Rate of Pancreas Divisum by Magnetic Resonance Cholangiopancreatography in Clinical Practice. Pancreas,2008, 37(2):151-153.

Bret PM, Reimhold C, Taourel P, et al.Pancreas divisum: evaluation with MR cholangiopancreatography. Radiology,1996, 199:99-103.

# 病例 32

患者男性，62 岁，出现梗阻性黄疸及上腹部疼痛。

## 问题：

1. 做了什么方式的检查？
2. 都有哪些表现？
3. 诊断是什么？

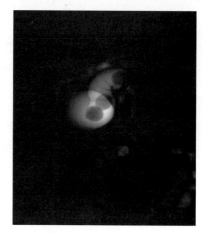

图 1a

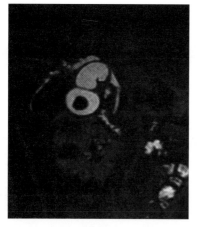

图 1b

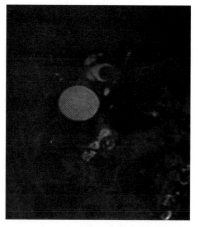

图 1c

## 解答：

1. 磁共振胆胰管造影（MRCP）检查。

2. MRCP 显示扩张的肝内胆管（图 2 长垂直箭头），正常管径的胆总管（图 2 长水平单箭头），胆结石，胆囊颈部有一个结石（图 2 短斜箭头）导致肝总管（CHD）梗阻。

3. Mirizzi 综合征。

1948 年 Mirizzi 综合征被首次描述，是因胆囊管或胆囊颈部（Hartmann's 囊）的嵌顿性结石压迫肝总管（CHD）所导致的梗阻性黄疸。它约占胆结石患者的 1%。并发症包括结石部分或完全性侵蚀胆囊进入肝总管，形成胆囊胆总管瘘。

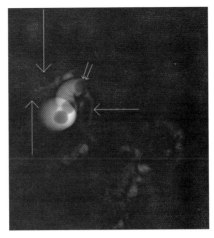

图 2

最初，仅根据肝总管的梗阻情况分为 2 型：Ⅰ 型和 Ⅱ 型（瘘管形成）。

1989 年，根据肝总管管径受累的程度对胆囊胆总管瘘进行了一次详细分类，说明了瘘口形成的范围：Ⅱ 型为瘘口口径小于肝总管内径的 1/3、Ⅲ 型瘘口口径小于肝总管内径的 2/3 和 Ⅳ 型肝总管壁完全破坏。

应选择外科手术治疗胆囊胆总管瘘，然而，确切的手术方式将根据瘘管形成与否而有所不同，有些细节只能在术中确定。影像学诊断 Mirizzi 综合征及对手术计划的制定都是十分重要的。

---

■ **要点：**

· Mirizzi 综合征的识别对于手术计划的制定和避免并发症都是十分重要的。

· 瘘有时只能在手术中被发现。

---

延伸阅读：

M Safioleas. Mirizzi Syndrome: an unexpected problem of cholelithiasis. Our experience with 27 cases. International Seminars in Surgical oncology,2008, 5:12.

# 病例 33

患者男性，55岁，因右腿肿胀3周就诊急诊科。患者主诉有发热伴寒战、近期排尿困难等症状。

体格检查见腿部肿胀，无红斑；低热，37.9℃；血沉（ESR）和C-反应蛋白（CRP）轻度升高；蛋白尿；多普勒超声未探及深静脉血栓。

患者按泌尿系感染行经验性抗生素治疗，同时等待尿培养结果。在门诊为患者安排了做腹、盆部MDCT检查（图1至图3）。

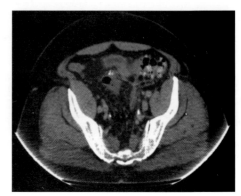

图 1

## 问题：

1.CT检查发现了什么？

2.这些表现说明了什么？

3.需要进一步做什么检查？治疗方案是什么？

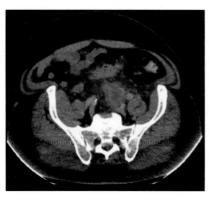

图 2

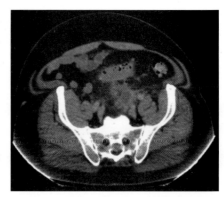

图 3

## 解答：

1. 可见乙状结肠憩室的征象。CT可见一处6cm×5cm大小、密度不均、界限不清晰的肿块紧邻肠管（图4黑箭头），其中可见小泡状气体影（白箭头），周围脂肪间隙模糊。与肿块相邻的膀胱上壁增厚。

2. 盆腔内左侧炎性肿块，可能与潜在的憩室病有关。临近膀胱壁受累可解释泌尿系出现的症状。

3. 需要做结肠镜检查排除潜在的肿瘤。首先采取抗炎保守治疗。一旦急性炎症消退，可考虑手术切除憩室。

憩室病为肠道的常见病。结肠尤其是乙状结肠最易受累。在美国，45 岁以上人群中患结肠憩室者约占 1/3；85 岁以上者约占 2/3。危险因素可能包括低纤维膳食、缺乏运动和肥胖等。

憩室炎是指憩室发生的炎性改变，可表现为从亚临床局部炎症到弥漫性腹膜炎。由于疾病反复发作、脓肿形成会累及邻近器官。瘘的发生率占病例的 2.4 %~20%，主要是结肠膀胱瘘，其次是结肠阴道瘘。

外科治疗可选择开腹和腹腔镜手术。关于那些不伴并发症的憩室炎和手术时机选择的关系问题尚存在争议。

出血是该病的 1 个重要的并发症，可能还很严重，使用非甾体类药物的患者其出血的发生率会增加。

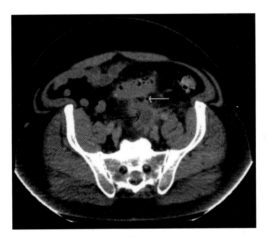

图 4

> **■ 要点：**
>
> · 憩室病很常见，可能还认识不够。
> · 脓肿形成可能会影响邻近的器官。
> · 出血和瘘的形成是该病重要的并发症。

延伸阅读：

Sheth A, Longo W, Floch M. Diverticular disease and diverticulitis. erticulitis. Am J Gastroenterol ,2008,103(6): 1550-1556.

# 病例 34

患者男性，78 岁，3d 前曾做经前路直肠癌切除术。每次均排出大量鲜血，导致患者出现低血压、心动过速并需要输血。

行腹、盆部 CT 血管造影检查（CTA），图 1 为轴位，动脉期；图 2 为矢状位，动脉期。

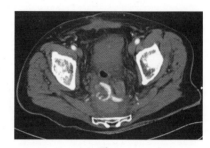

图 1

## 问题：

1. CTA 显示出什么异常？
2. 下一步该怎么办？

## 解答：

1. 手术吻合口处可见对比剂外渗进入结肠（图 3 和图 4 箭头）。
2. 应立即转入导管室行经导管栓塞介入手术。

动脉血管造影显示髂内动脉前分支的出血（图 5 箭头），使用明胶海绵和金属弹簧圈行选择性插管栓塞术（图 6 箭头）。

内窥镜下无法控制的胃肠道出血应考虑行经导管动脉栓塞术（TAE）治疗。常先行 CTA 检查明确出血的部位和动脉解剖细节，从而可简化并缩短栓塞术过程。但是如果 CTA 没有看到对比剂外渗，那么血管造影也不太可能会看到，也就没必要行血管栓塞术。CTA 检查通常只在失血导致血流动力学受到影响的情况下进行，即收缩压小于 100mmHg、> 100 次 /min 的心动过速和 24h 内输血超过 4 个单位。因为对比剂外渗通常只在严重出血时才被发现。

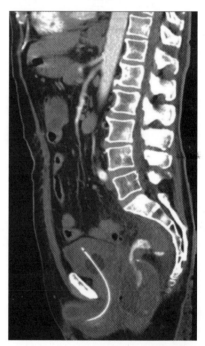

图 2

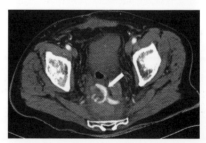

图 3

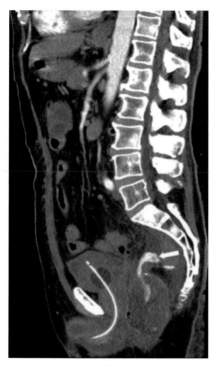

图 4

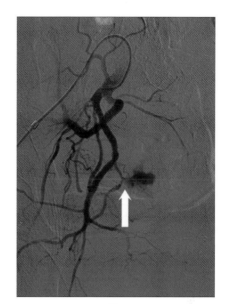

图 5

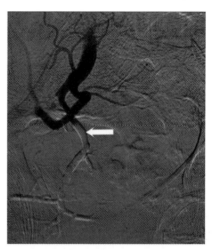

图 6

■ 要点：

· 内镜下不能控制的胃肠道出血，应采用介入治疗（IR）。
· 当患者出现活动性出血时，首选 CTA 检查。
· 如果 CTA 显示有对比剂外渗，应尝试经导管介入栓塞术。

延伸阅读：

Anthony S, Milburn S, Uberoi R. Multi-detector CT: review of its use in acute GI haemorrhage. Clin Radiol,2007, 62(10): 938-949.

# 病例35

患者女性，66岁，3年前因尿失禁泌尿科医生为其做了初步检查。检查包括：第1年的超声（图1）及之后第2、第3年的CT随访检查（图2a至图2c，图3）。

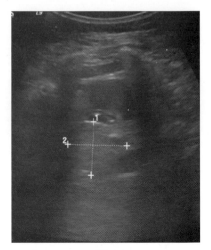

图1

**问题：**

1. 最初的超声检查（图1）看到了什么？
2. 从图2a至图2c以及图3中看到了什么？有明显不同吗？
3. 诊断是什么？
4. 应该做什么样的治疗？

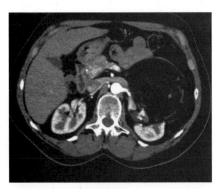

图2a

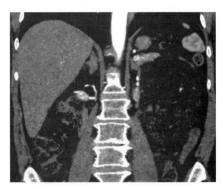

图2b

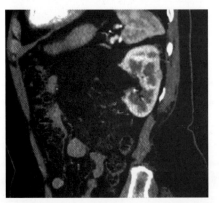

图2c

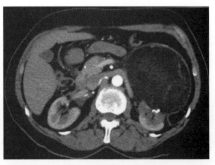

图3

## 解答：

1. 超声（第 1 年）检查发现左肾前部高回声的软组织肿块。

2. 第 1 次 CT 检查（第 2 年）可见左肾前部含脂肪组织的软组织肿块（图 4a 至图 4c）。1 年后的第 2 次 CT 检查发现病灶有所增大（图 5）。

3. 肾血管平滑肌脂肪瘤。

4. 使用微粒和弹簧圈对肾血管平滑肌脂肪瘤行选择性左肾动脉栓塞术。

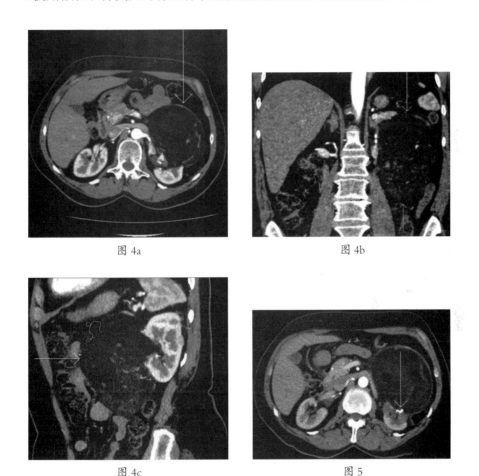

图 4a　　　　　　　　　　　　　　　　图 4b

图 4c　　　　　　　　　　　　　　　　图 5

　　肾血管平滑肌脂肪瘤是一种良性肿瘤，但有形成动脉瘤及破裂的危险。当肿瘤长大时会出现症状。另外，当肿瘤生长时，血液供应增加，会导致血管扩张和动脉瘤形成。肿瘤的大小是预测出血的主要因素；动脉瘤的大小也被认为是预测破裂的因素。

　　对于有症状的或增大的肾血管平滑肌脂肪瘤，如本例，可行动脉栓塞治疗以防止肿瘤进一步增大和自发性破裂。本病例虽然没有发现动脉瘤，但肾血管平滑肌脂肪瘤仍在继续增大。

---

**■ 要点:**

　　· 肾血管平滑肌脂肪瘤是一种含脂肪及不同数量血管、平滑肌成分的良性肿瘤。

　　· 如肿瘤 >4.0cm，68%~80% 的肿瘤会引起症状。

　　· 由于肿瘤破裂出血，患者会出现急性疼痛。

　　· 当肿瘤 >4.0cm 时，应考虑采取治疗措施防止其破裂出血。

---

延伸阅读:

Steiner M S. The natural history of renal angiomyolipoma.J Urol,1993, 150:1782-1786

Yamakado K. Renal Angiomyolipoma: Relationships between tumour size, aneurysm formation, and rupture. Radiology,2002, 225:78-82.

# 病例 36

患者男性，80岁，因右上腹部疼痛在门诊做检查。OGD结果显示类弯曲杆菌试验阳性，进行根除性治疗。先行上腹部超声（图1）检查，随后做MDCT（图2、图3）检查。

**问题：**

1. 超声检查发现了什么？
2. CT检查发现了什么？
3. 影像学诊断是什么？
4. 应该选择什么样的治疗方式？

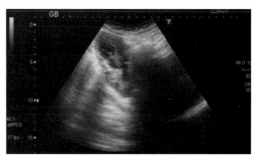

图 1

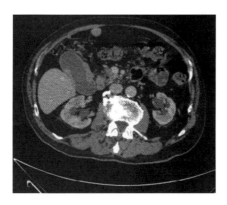

图 2

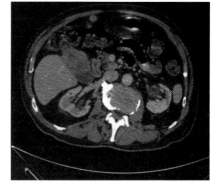

图 3

**解答：**

1. 超声检查发现胆囊（GB）壁不规则增厚（图4黑箭头）。胆囊腔内可见线状回声（白箭头）及胆囊结石。这些表现可能是由慢性炎症引起的，但需要排除肿瘤性病变。

2. CT显示胆囊壁不规则增厚，边缘模糊；胆囊与邻近肝脏界限模糊，胆囊窝旁肝实质密度稍不均匀（图5黑箭头）。

3. 影像学诊断：胆囊癌。很可能病变直接侵犯肝脏，提示为T3期。

4. 手术切除是唯一的治疗选择。肿瘤复发较常见，尤其是在疾病晚期。

胆囊癌不常见，生存率低，通常是因为疾病在晚期出现症状时才被发现的缘故。在胆囊切除术中偶然发现的胆囊癌患者，生存率较高。

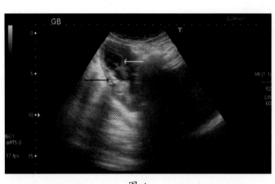

图 4                                                                    图 5

· 相关的疾病包括：

· 瓷化胆囊

· 炎症性肠病【溃疡性结肠炎（UC）较 Crohn's 病多见】

· 胆囊结石（据报道，胆囊结石合并胆囊癌的发生率在 65%~98% 之间。然而，只有 1% 的胆结石患者罹患胆囊癌）

影像学表现：

· 胆囊壁局限性或弥漫性不均匀性增厚

· 广基底的息肉样肿块

· 肿块占据整个胆囊

胆管扩张是常见的伴随征象。

手术切除是唯一的治疗选择。辅助化疗或放疗的作用仍存在争议。一些学者认为新的药物，如吉西他滨，辅助放疗应用时有提高生存率的作用。然而，不是所有的学者都认可这种治疗方法，其治疗效果目前还不明朗。

---

■ **要点：**

· 胆囊癌少见，因通常发现较晚，预后较差。
· 胆囊壁不规则局限性增厚有助于同弥漫均匀性增厚的慢性胆囊炎相鉴别。

---

延伸阅读：

Cho S, Kim S, Han S. Adjuvant chemoradiation therapy in gallbladder cancer. J Surg Oncol,2010, 102(1):87-93.

Kim W, Choi D, You D. Risk factors influencing recurrence, patterns of recurrence, and the efficacy of adjuvant therapy after radical resection for gallbladder carcinoma. J Gastrointest Surg,2010,14(4):679-687.

# 病例 37

患者男性，22 岁，有长期回肠 Crohn's 病病史，因右髂窝疼痛行腹部 MDCT 检查。炎症指标和排便习惯均正常，图 1 为右髂窝层面轴位 CT。

## 问题：

1. 描述回肠末端肠壁的表现。
2. 是什么征象？
3. 征象的意义是什么？

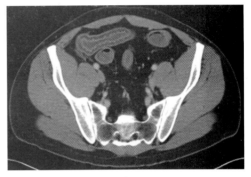

图 1

## 解答：

1. 回肠壁表现为内（图 2 短箭头）、外层（图 2 长箭头）呈高密度，中间层为脂肪样密度（图 2 中箭头）。
2. "脂肪晕征"。
3. 慢性炎症性肠病。

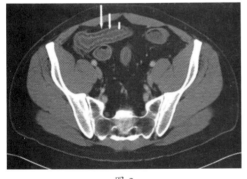

图 2

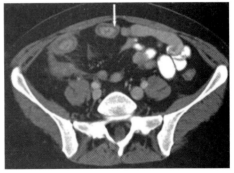

图 3

"脂肪晕征"表现为增厚的小肠或大肠壁呈分层改变，肠壁内、外层呈软组织密度，中间层为脂肪密度（<10HU），此表现是由于黏膜下层脂肪浸润所致。

这种征象最常见于慢性炎症性肠病——溃疡性结肠炎或 Crohn's 病——但也可见于移植物抗宿主反应及抗肿瘤治疗过程中。在没有胃肠疾病的患者中，有高达 20% 的人能看到肠壁内脂肪，但在这些"正常"个体中，脂肪层非常薄。

"脂肪晕征"不应与急性肠炎所见的"靶征"相混淆。急性肠炎时增厚的肠壁也出现内、外层呈高密度，中间层呈低密度改变。然而，"靶征"中间的低密度是因黏膜下层水肿所致，因此其密度较脂肪密度高，CT 值为正数（图 3 中的箭头示意的是急性活动性小肠 Crohn's 病）。

> ▌ **要点：**
>
> · "脂肪晕征"是因肠黏膜下层脂肪浸润所致。
> · 见于慢性炎症性肠病。
> · 活动性肠炎所见的"靶征"其低密度为黏膜下层水肿所致。

延伸阅读：

Ahualli J. The Target Sign. Radiology,2005, 234:549-550.
Ahualli J. The Fat Halo Sign. Radiology, 2007, 242:945-946.

# 病例 38

患者女性，80岁，出现头痛、疲劳和盗汗多年，伴手脚抽搐症状。多年来，家庭医生一直为其治疗高血压。行上腹部 MDCT 检查（图 1a、图 1b）。

## 问题：

1. 从图 1a、图 1b 中看到了什么？
2. 根据病史，最有可能的诊断是什么？

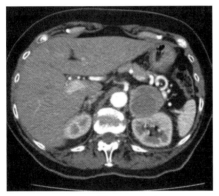 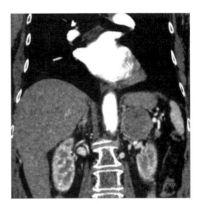

图 1a                                图 1b

## 解答：

1. 左侧肾上腺可见一膨胀性生长的大肿块（图 2a、图 2b 垂直箭头），与左肾分界清楚。右侧肾上腺表现正常（图 2a、图 2b 水平箭头）。

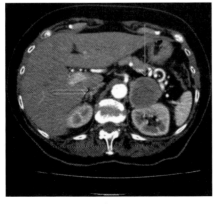 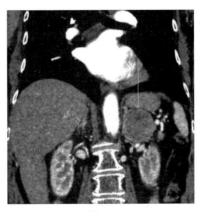

图 2a                                图 2b

2．嗜铬细胞瘤。

嗜铬细胞瘤是一种分泌儿茶酚胺的罕见肿瘤。其中 10% 无症状、10% 为良性和单侧性、10% 为双侧性和恶性、10% 为遗传性。典型的临床症状和体征是高血压，经常发作、难以控制的心悸、头痛和潮热。

嗜铬细胞瘤常因其他原因做 CT 检查时被偶然发现。如果未做出诊断，会引起心血管危象，而延误治疗。

嗜铬细胞瘤是肾上腺典型的富血供实性肿块，其有许多不同的表现，CT 上表现为不均匀、囊实性混杂密度肿块，并可有钙化。大部分肿瘤的密度超过 10HU，很少有明显的脂肪成分，不易与常见的肾上腺腺瘤相混淆。小肿瘤密度可以很均匀，因此，对于患有高血压并发现肾上腺肿块的患者来说，主要考虑为嗜铬细胞瘤。同时，必须要做相应的生化检查加以证实。

---

**▌ 要点：**

- 10% 无症状；10% 为良性和单侧性；10% 为双侧性和恶性；10% 为遗传性。
- 常在做 CT 检查时偶然发现。
- 通常为实性富血供肿瘤，表现可多种多样。
- 肿瘤可含脂肪成分，可被误认为腺瘤。
- 如果患者有高血压病病史，并发现肾上腺肿块，通常考虑为嗜铬细胞瘤。

---

延伸阅读：

Michael Blake. Pheochromocytoma: an imaging chameleon. Radiographics,2004, 24: S87-S99.

# 病例 39

患者女性，37 岁，因道路交通事故被送往急诊科检查。患者意识模糊，腹部有瘀伤。行头、胸、腹和盆部 MDCT 进一步评估。头颅 CT 未见颅内出血及颅骨骨折征象。

## 问题：

1. 腹部 CT 检查看到了什么？
2. 这一手术的并发症是什么？
3. 什么是长期成功率？

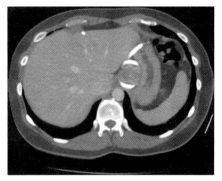

图 1

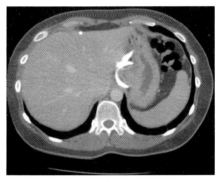

图 2

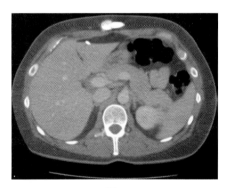

图 3

## 解答：

1. CT 检查没有发现外伤的依据。胃周围有曲线状高密度影伸向前腹壁（图 4），该影为经前腹壁腹腔镜操作可调节性胃束带。用可调节性硅胶束带将胃分为 2 个部分，形成 1 个大约 15mL 的胃小囊，硅胶束带引到前腹壁以利于调节囊的大小（图 5 黑箭头）。

2. 并发症分为短期和长期 2 种。

短期并发症包括：急性胃穿孔、吻合口狭窄和束带滑脱；长期并发症包括：束带侵蚀和慢性穿孔、慢性吻合口狭窄及束带端口的并发症，如导管故障，导管口阻塞或导管束带连接故障等。

3. 长期成功率（5年以上）是指体重平均减少在 60% 的范围内。

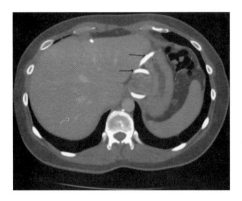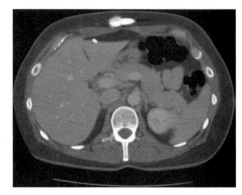

图 4                                         图 5

关于手术减肥有 2 种方法：限制性手术和旁路手术。限制性手术旨在减少胃的容积；旁路手术是通过截短肠道减少吸收。手术方式分别为通过腹腔镜调节胃束带和腹腔镜下行 Roux-en-Y 胃旁路手术。

对于 Roux-en-Y 胃旁路手术来说，尽管其发病率和死亡率较高一些，但其长期成功率也较高。

---

■ 要点：

· 患者既往手术史有可能是隐匿的。
· 目前减肥手术越来越常见。

---

延伸阅读：

Prosch H, Tscherney R, Kriwanek S, et al. Radiographical imaging of the normal anatomy and complications after gastric banding. Br J Radiol,2008, 81(969):753-757.

# 病例 40

患者男性，40岁，呼吸困难加重几天。体格检查发现左侧胸腔叩诊鼓音、无呼吸音，怀疑气胸，遂做胸部X线检查。在安排胸腔引流术时，值班外科医师重新查看了胸部X线片，提出做胸、腹部MDCT检查。图1为胸部X线；图2为CT定位像；图3为胸部冠位CT（肺窗）；图4为上腹部轴位CT；图5为上腹部冠状位CT。

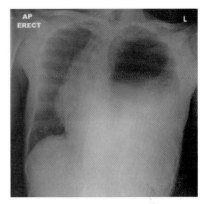

图 1

## 问题：

1. 外科医师为什么要停止胸腔引流？
2. 应该寻找什么样具体的既往史？
3. 诊断是什么？

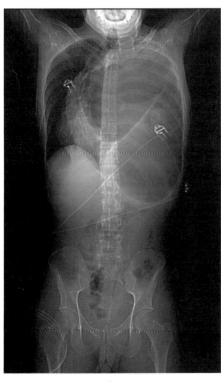

图 2

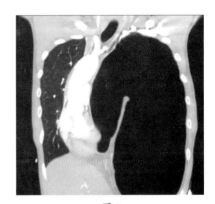

图 3

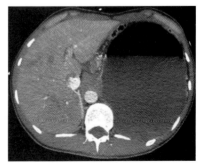

图 4

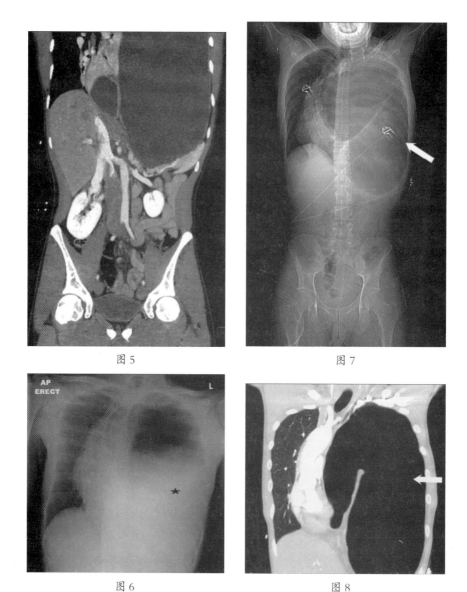

图 5　　　　　　　　　　图 7

图 6　　　　　　　　　　图 8

## 解答：

1. 胸部 X 线片未见到气胸征象——虽然无肺纹理,纵隔偏向右侧,但无肺压缩缘,胸腔的下半部呈软组织密度或液体密度（图 6 星号），医生怀疑有膈肌异常，如膈膨升或隔破裂。

2. 询问以前是否有记忆深刻的外伤史——直接询问患者得知其几个月前在高速公路发生过交通事故。

3. 诊断为迟发性膈肌破裂。CT 显示充满空气和液体的胃进入左半胸腔（图 7 至图 10 箭头）。

膈肌破裂可以是钝性或穿透性损伤所致，因其随后发生的腹腔内容物疝入胸腔的概率很高，必须做修补手术。偶尔，膈肌破裂当时未被发现，过一段时间后才表现出症状，如本病例，膈肌破裂最后才被发现，进行了腹腔镜下修补手术，图11为术后CXR片，显示左肺复张，腹内容物回纳膈肌下。此外，还有几例误将疝入胸腔的胃当作气胸进行引流的病例报道。

膈肌破裂有时在影像上诊断很困难。MDCT是首选的检查方法——多平面重建十分有帮助，征象包括膈肌不连续、胃疝、"内脏依靠"征、"腹腔器官疝"征、膈肌增厚或一侧膈肌抬高超过4cm。

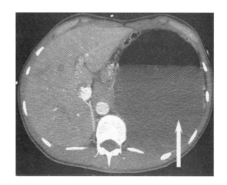

图 9

---

**■ 要点：**

· 虽然不是很常见，但在 CXR 看到气胸时，应想到膈肌破裂的可能。

· 应询问外伤史。

· 膈肌破裂应进行手术修补，因其并发症的发生概率较高。

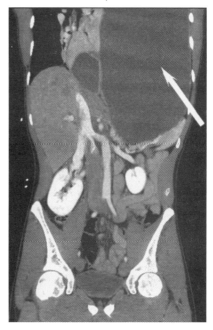

图 10

---

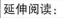
延伸阅读：

Eren S, Kantarci M, Okur A. Imaging of diaphragmatic rupture after trauma. Clin Radiol ,2006,61:467-477.
Rashid F, Chakrabarty M M, Singh R. A review on delayed presentation of diaphragmatic rupture. World J Emerg Surg,2009, 21,4:32.

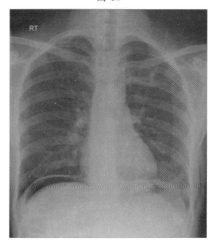

图 11

# 病例 41

患者男性，41岁，至少2次因黑便和血红蛋白（Hb）明显下降，看急诊。上消化道内镜和结肠镜检查均正常。第3次因黑便加重住院，进行了腹、盆部CT检查（图1a、图1b）和同位素标记红细胞扫描（图2）。

## 问题：

1. 图1a、图1b中的箭头指的是什么？

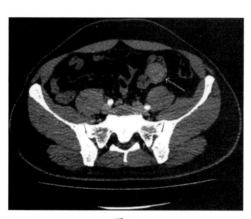

图1a

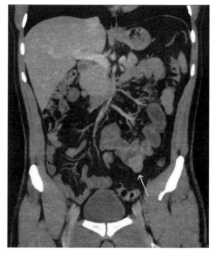

图1b

2. 图2红细胞标记扫描背面观看到了什么？

3. 最可能的诊断是什么？

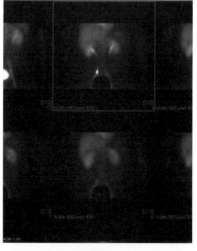

图2

**解答：**

1. 图 1a、图 1b 中的箭头指的是回肠内圆形、界限清晰的强化肿块。
2. 左下腹可见高浓聚病灶（图 3）。
3. 小肠间质瘤（GIST）。

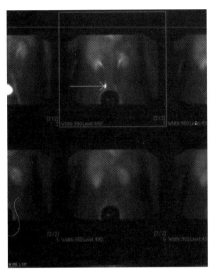

图 3

胃肠道间质瘤常见于胃，也可见于小肠，可伴有胃肠道出血。

胃肠道间质瘤是不同分化胃肠间叶性肿瘤的 1 个亚型，起源于肠壁固有肌层。过去的文献称其为平滑肌瘤或平滑肌肉瘤，常见于胃，其次是小肠，也可见于胃肠道的其他部位。小和低级别的肿瘤很少发生转移；大和高级别的肿瘤常转移到肝脏和腹膜后。

影像学上 GIST 表现为来源于胃或小肠壁、界限清晰的圆形病灶。

---

**要点：**

· 出现消化道出血症状时，如果 OGD 和结肠镜检查结果为阴性，应考虑到小肠病变。

# 病例 42

患者男性，80 岁，因出现短暂的腹部剧烈疼痛看门诊。食欲或体重没有变化。血常规示轻度贫血，安排上消化道内镜和 MDCT 检查（图 1、图 2）。

## 问题：

1.CT 检查发现了什么？

2.病变分期怎样？

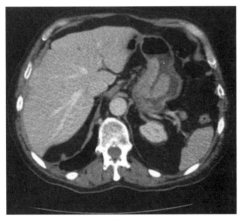 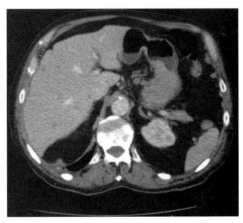

图 1          图 2

## 解答：

1.CT 检查显示靠近胃近端的软组织肿块（图 3 黑箭头）。单纯从 CT 表现上有时很难区分是胃的良性还是恶性病变。结合患者的年龄和病史，多考虑为恶性病变。内镜活检证实为腺癌。

胃左淋巴结肿大（图 4 白箭头），这有利于影像学对恶性肿瘤的诊断。

2.原发肿瘤的分期如下：

T1：肿瘤侵犯固有层或黏膜下层。

T2：肿瘤侵犯肌层或浆膜下层。

T3：肿瘤穿透浆膜层，但没有侵犯相邻结构。

T4：肿瘤侵犯邻近结构。

淋巴结分期是基于肿大淋巴结的数目（而不是位置）。

N1：1~6 个局域淋巴结受累。

N2：7~15 个局域淋巴结受累。

N3：受累的淋巴结数目大于 15 个。

肿瘤的术前 CT 分期不如超声内镜可靠。目前使用的 CT 薄层和多平面重建技术对于分期有了较大进步。

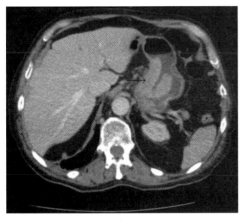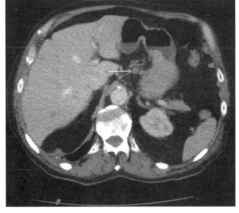

图 3  图 4

正电子发射断层显像（PET）是具有探测细胞及分子水平的"功能"成像。最常见的显像剂是氟—18 标记的脱氧葡萄糖（FDG），这似乎是确定诊断最有用的方法。目前，肿瘤全切并局部淋巴结清扫术被认为是治疗胃癌的唯一方法。然而，PET 由于空间分辨率低，很少用于淋巴结分期。

MRI 研究在 T 分期方面有一定的前景。

需要联合应用多种技术来优化术前分期。

---

**▌ 要点：**

- 对胃癌的治疗取决于其分期。
- 对于胃癌的 CT 分期来说，淋巴结分期较 T 分期更有价值。

---

延伸阅读：

Lim J, Yun M, Kim M-J. CT and PET in Stomach Cancer: Preoperative Staging and Monitoring of Response to Therapy. RadioGraphics,2006, 26:325-329.

# 病例 43

患者女性，78岁，曾有 Dukes A 式直肠癌手术切除病史，近几周出现持续性恶心、呕吐和体重减轻。OGD 检查除食管、胃和十二指肠有部分食物残渣外，其余均正常。行消化道钡餐造影检查（图1），之后又做了口服对比剂的增强腹、盆部 MDCT（门脉期）检查（图2，轴位）。

**问题：**

1. 钡餐造影检查看到的梗阻点在什么地方？
2. 这种表现的鉴别诊断有哪些？
3. CT 检查看到了什么？
4. 诊断是什么？

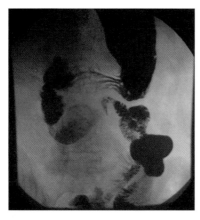

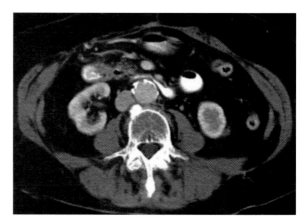

图1                           图2

**解答：**

1. 梗阻点位于十二指肠的第3和第4段的移行处（图3箭头）。
2. 十二指肠肿块，如十二指肠癌；外部肿块，如胰腺癌；相邻淋巴结病变；或相邻结构的外部压迫，如肠系膜上动脉（SMA）。
3. CT 检查显示十二指肠的第3段在通过 SMA 和腹主动脉之间的狭小间隙处受压（图4箭头）。
4. 诊断为肠系膜上动脉综合征（又称 Wilkie's 综合征）。是由于 SMA 与腹主动脉之间的夹角减小而造成的十二指肠的压迫和梗阻。

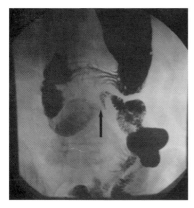 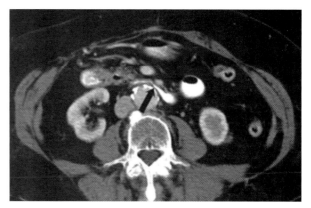

图 3                                                          图 4

SMA or Wilkie's 综合征是继发于 SMA 压迫十二指肠第 3 段导致梗阻，引起呕吐和体重减轻的少见原因。该综合征通常是由于快速减肥（通过各种各样的医学疗法或精神疗法）使 SMA 与腹主动脉之间的夹角减小而导致的。由于十二指肠的梗阻，而引起患者恶心和呕吐，促使体重不断减轻。诊断常常被延误，当年轻人出现体重减轻和呕吐时应考虑到该综合征。

治疗可以选择开腹手术或腹腔镜下十二指肠空肠吻合术。

---

■ 要点：

· SMA 综合征是引起十二指肠梗阻罕见的原因。
· 年轻患者出现体重减轻、恶心和呕吐时应考虑到该病的可能。

---

延伸阅读：

Jain R. SMA syndrome. Curr treat options Gastroenterol,2007, 10(1):24-27.
Merret ND. Superior mesenteric syndrome: diagnosis and treatment strategies. J Gastrointest Surg,2009, 13(2):287-292.

# 病例 44

患者男性，67 岁，既往有胰腺炎病史，胃肠病专家对其进行了随访，随访内容包括间隔 1 年的系列 CT 检查（图 1a 至图 1c；图 2a 至图 2c）。

问题：

1. 最初的 CT 检查（图 1a 至图 1c）看到了什么异常？
2. 1 年后复查 CT（图 2a 至图 2c）时这些表现的变化怎样？

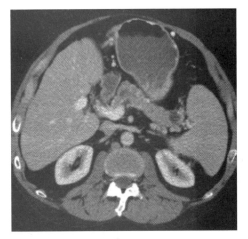

图 1a

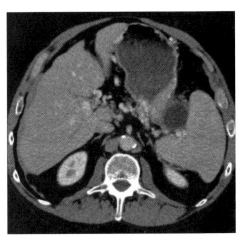

图 1b

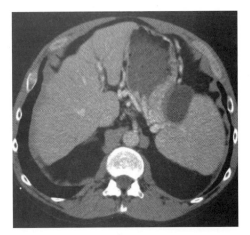

图 1c

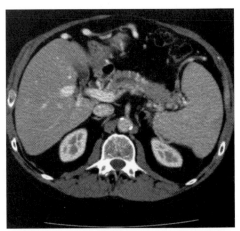

图 2a

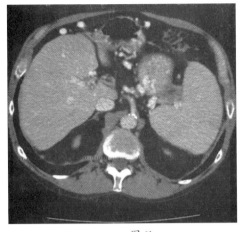
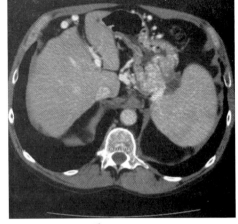

图 2b                                   图 2c

1. 胰腺尾部有 1 个假性囊肿（图 3a）。

2. 在胃大弯处可见假性囊肿和胃之间有 1 个瘘管（图 3b），假性囊肿内的囊液已大部分排入胃腔，残余囊壁因炎症而增厚。

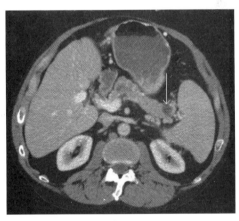
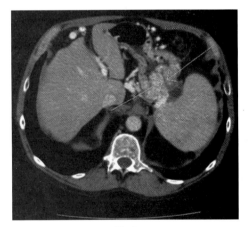

图 3a                                   图 3b

对于伴疼痛症状的假性囊肿的治疗方法之一是通过内镜在囊肿和胃之间建瘘。然而，本例患者在进行影像学随访时发现假性囊肿自发性破裂与胃腔相通，且无相关症状，该现象很罕见，可引起大出血，需要手术或栓塞治疗。无并发症的囊肿破裂更罕见，但也有报道。

▎ 要点：

· 假性囊肿的自然病程包括完全吸收消失；囊肿自发性破裂进入胃腔是典型的病例，但罕见。

· 囊肿自发性破裂引发出血通常会威胁生命。

· 无并发症的囊肿破裂更少见。

延伸阅读：

M F Mir. Uncomplicated spontaneous rupture of the pancreatic pseudocyst into the Gut-CT documentation: A series of two cases. Gastroenterol,2009, 15:135-136.

# 病例 45

患者女性，87 岁，跌倒后被送往医院。患者曾经常出现跌倒，近期频率增加。6 个月前，患者在门诊检查出贫血，拒绝结肠镜检查。住院期间，患者主诉上腹部不适加重并伴有发热。行上腹部超声（图 1）和随后的腹、盆部 MDCT（图 2、图 3）检查。

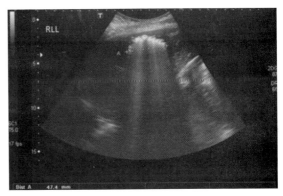

图 1

**问题：**

1. 超声检查发现了什么？
2. CT 检查发现了什么？
3. 最可能的诊断是什么？

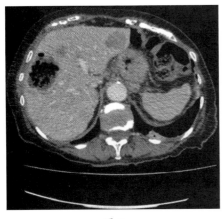

图 2

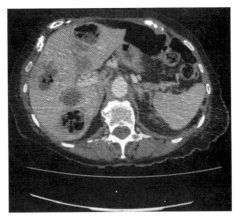

图 3

**解答：**

1. 超声检查显示肝实质内气体样强回声区，后伴声影（图 4 黑箭头）。
2. CT 检查发现肝左右叶可见多发稍低密度病灶，边缘有强化；部分病灶内可见低密度气体影（图 5 白箭头）。
3. 影像学特征为肝脓肿。

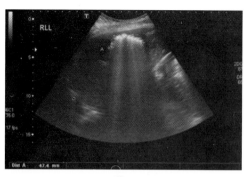
图 4

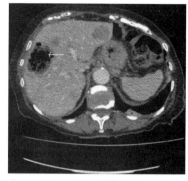
图 5

肝脓肿是由于感染而在肝脏内形成的一种脓液集聚，通常是化脓性细菌感染的结果。其中约10%为阿米巴感染，2%为真菌感染引起。气体形成是克雷伯氏菌属感染的1个特征。

病因包括：

（1）胆管梗阻引起的上行性感染；

（2）门脉扩散，如来自阑尾炎、感染性结肠炎或憩室炎；

（3）动脉扩散，如心内膜炎、尿脓毒血症或静脉注射用药；

（4）肝梗死的结果；

（5）临近感染的直接扩散；

（6）外伤。

近半数的肝脓肿是"隐源"性的，可能是由于囊肿感染或肝组织坏死的结果。

选择适当的抗生素进行治疗。通常需要在影像设备的引导下引流或取得微生物学证据。

肝脓肿即使治疗，死亡率也很高；但如果不治疗，常会危及生命。

当癌胚抗原（CEA）测定值在1500单位以上（NR>5）时，临床会怀疑有潜在的肠道恶性肿瘤。一般来说，CEA之类的肿瘤标志物不一定是用来诊断疾病，而是更多地用于对肿瘤患者的随访。因此，它进一步增加了对恶性肿瘤的怀疑。

---

**■ 要点：**

· 未经治疗或未识别的肝脓肿会危及生命。

· 近半数的病例无明显诱因。

· 病灶内出现气体是重要的诊断征象。

---

延伸阅读：

O'Farrell N, Collins C G, McEntee G P.Pyogenic liver abscesses: Diminished role for operative treatment. Surgeon,2010,8(4):192-196.

# 病例 46

患者女性，45岁，丙型肝炎治疗前进行超声引导下肝脏穿刺活检。超声发现在肝Ⅵ段有1个5.0cm大小的实性低回声肿块。

行 MRI 动态增强和钆-BOPTA 肝胆期成像检查，图1为 T1 平扫轴位；图2为 T2 轴位；图3为 T1 动脉期轴位；图4为 T1 平衡期轴位；图5为 T1 肝胆期（1h）轴位。

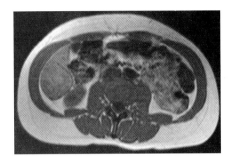

图 1

## 问题：

1. 描述肿块的 T1 和 T2 信号特征。

2. 描述三期增强的特点。

3. 图5中肿块前内侧明显强化的结构是什么？

4. 诊断是什么？

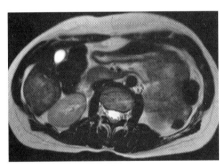

图 2

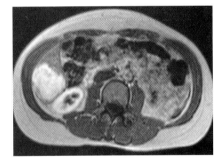

图 3

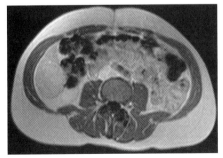

图 4

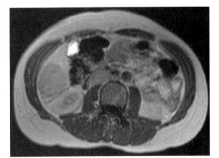

图 5

### 解答：

1. 肿块在 T1 上呈略低信号（图 6 箭头），在 T2 上相对于邻近正常肝实质呈略高信号（图 7 箭头）。

2. 动脉期肿块明显强化（图 8 箭头），平衡期强化程度有所降低（图 9 箭头），Gd-BOPTA 增强肝胆期（图 10 短箭头）肿块强化低于正常肝实质。

3. 胆囊（图 10 长箭头）——3% Gd-BOPTA 随胆汁排出体外。

4. 肝腺瘤。

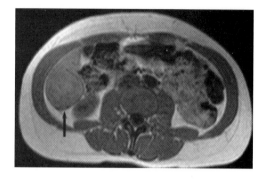

图 6

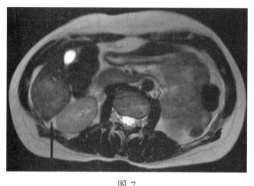

图 7

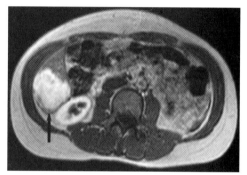

图 8

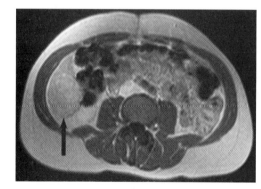

图 9

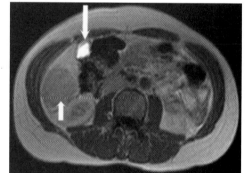

图 10

因为存在出血和恶性变的风险，切除了该肝腺瘤。

肝腺瘤通常是偶然发现的。肝腺瘤为良性肿瘤，最常见于育龄期女性。自发性出血为妊娠期的 1 个并发症。因此，如果肿块较大或位于肝外周，并且患者计划怀孕的话，需手术切除。肝腺瘤具有潜在恶性。

MRI 上肝腺瘤常具有一些特征——T1 上呈低 / 等信号，T2 上呈高 / 等信号，动脉期明显强化并快速洗脱；Gd-BOPTA 增强肝胆期腺瘤强化低于正常肝实质。钆 -BOPTA 常规用于动态增强，其还有一个二次增强的特征——约 3% 的对比剂由肝细胞排泄到胆道系统中。因此，在肝胆期（增强后 40 ~ 60min）成像将能确定病变中是否存在有功能的肝细胞，例如，与正常肝实质相比，转移瘤呈低信号。二次强化的特征也有助于区分肝腺瘤（摄取减少）与局灶性结节性增生（FNH）（与正常肝实质摄取相似或增加——因胆汁引流障碍使胆汁淤积，FNH 则明显强化），除此之外 2 种病变在 MRI 上表现相同（参考病例 25）。

---

**▊ 要点：**

- MRI 检查有助于显示肝脏病变的特征。
- MRI 钆 -BOPTA 增强检查有助于鉴别肝腺瘤和 FNH。

---

延伸阅读：

Grazioli L, Morana G, Kirchin MA, et al. Accurate differentiation of focal nodular hyperplasia from hepatic adenoma at gadobenate dimeglumine-enhanced MR imaging: prospective study. Radiology,2005, 236(1):166-177.

# 病例 47

患者女性，49 岁，因发热伴白细胞增多入院。既往史有：开腹胆囊切除术、阑尾切除术、子宫和卵巢切除术。行腹、盆部 CT 检查（图 1a、图 1b）。

**问题：**

1. 从图 1a、图 1b 中看到了什么？
2. 根据病史，可能的诊断是什么？

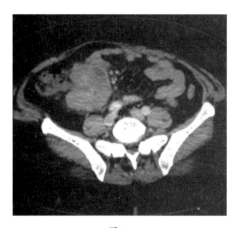

图 1a

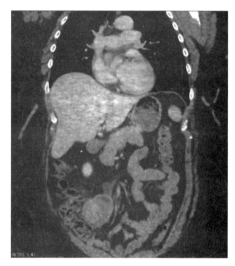

图 1b

**解答：**

1. 回肠末端可见 1 体积较大的软组织肿块（图 2a、图 2b）。

2. 可能的诊断为小肠的恶性肿瘤，如类癌。但手术切除组织病理学检查为硬纤维瘤。

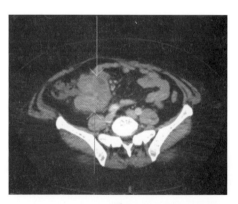

图 2a

硬纤维瘤在组织学上是一种良性肿瘤，可局部浸润但缺乏转移的潜能。治疗首选手术切除。该肿瘤主要发生在腹壁或腹腔内，特别是回肠系膜内。患者通常是女性，常有手术史（如本病例），与家族性结肠息肉病也有关系。

患者可无症状，最常见的症状是恶心和由于肿瘤压迫引起的腹痛。偶尔可出现炎性反应，如本例中有发热和白细胞增多。

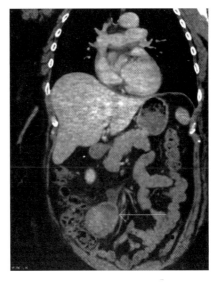

图 2b

---

■ **要点：**

- 既往有手术史的女性患者合并右髂窝肿块，应考虑到硬纤维瘤的可能。
- 恶性肿瘤也需要考虑。
- 因为有局部复发的倾向，必须手术完全切除。

---

延伸阅读：

T S Hung. Spontancous Isolated Pedunculated Mesenteric Fibromatosis in a Patient with Acute Abdominal Pain and Persistent Fever. J Med Sci,2004, 24(4):227-230.

M Overhaus. Desmoid tumours of the abdominal wall: A case report. World J Surg Oncol,2003, 1:11.

# 病例 48

患者女性，75 岁，因腹部隐痛和体重减轻到门诊就医。近期出现黄疸，作为检查的一个项目，行 MDCT 检查（图 1、图 2）。

1.CT 检查发现了什么？

2. 最可能的诊断是什么？

3. 应该选择什么样的治疗方式？

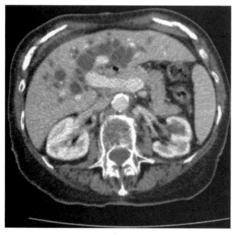
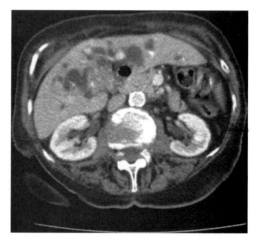

图 1　　　　　　　　　　　　　　图 2

解答：

1.肝内胆管明显扩张（图 3 黑箭头）；左、右侧肝管会合处有软组织密度影；胆总管和胰管未见扩张（图 3 白箭头）。胰腺表现正常，可见小的胆结石。

2. 肝门部胆管梗阻，最可能的诊断是 Klatskin 瘤（即肝门部胆管癌）——肿瘤位于肝门 / 分叉处的胆管。

3. 唯有根治性手术被认为具有治愈的可能性，可行肝切除或肝移植。

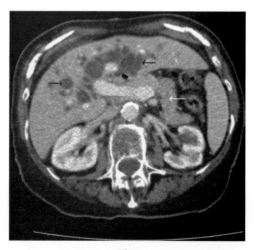

图 3

1965 年，Klatskin 将位于胆管分叉处的局灶性腺癌作为一个独立的实体肿瘤而加以描述。只有根治性切除术提供了长期生存和治愈的可能性。不断涌现的各种各样的根治性手术使手术切除率从 50% 提高到 60%，5 年生存率从 35% 提高到 45%。肿瘤复发大多发生在局部，新辅助治疗方案变得越来越重要，其中包括光动力疗法（PDT）。

姑息性治疗方法主要是支架植入术，PDT 可能起一定的作用。放疗或化疗似乎没有作用。

其他疾病如淋巴瘤、肝结核等也可累及到肝门，与肝门部胆管癌一样会引起胆道梗阻。

---

**▌ 要点：**

- 肝内胆管会合处的梗阻会导致肝内胆管扩张，而胆总管（CBD）正常。
- 肿瘤手术切除为患者提供了最佳的生存机会。

---

延伸阅读：

Ito F, Cho CS, Rikkers LF, et al.Hilar cholangiocarcinoma: current management. Ann Surg, 2009,250(2):210-218.
Witzigmann H, Wiedmann M, Wittekind C, et al. Therapeutical concepts and results for klatskin tumors. Dtsch Arztebl Int,2008,105(9):156-161.

# 病例 49

患者，34 岁，右上腹曾长期疼痛，并出现黄疸和发热。超声发现肝内胆管和胆总管不明原因扩张( 12mm )，行MRCP检查，图 1 为冠位 T2；图 2 为冠位 MIP；图 3 为轴位 T2。

问题：

1. MRCP 检查看到了什么？
2. 下一步该做什么？

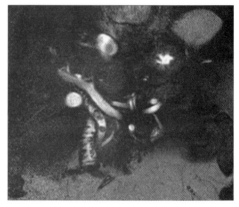

图 1

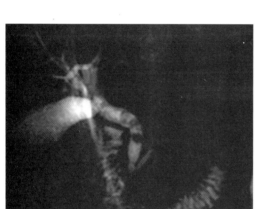

图 2

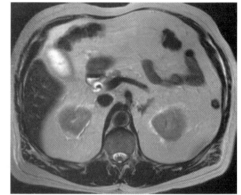

图 3

**解答：**

1. 扩张的胆总管远端高信号腔内可见圆形低（黑）信号（白）充盈缺损影（图4 至图 6 箭头）。

2. ERCP 取石，ERCP 显示胆总管结石（图 7 箭头）。

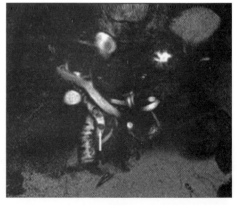

图 4

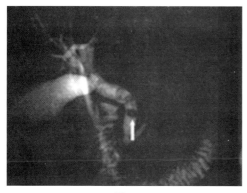

图 5

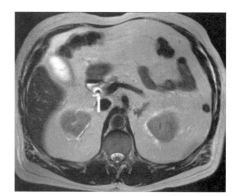

图 6

　　超声能够很准确地探测到胆囊结石，但对胆总管结石来说就不那么容易。如果怀疑胆总管结石，例如有胆结石胆囊切除术病史随后出现黄疸，或右上腹痛伴黄疸，可用超声进行检查，主要是发现胆管是否扩张。有时超声可以探测到胆管结石，但如果怀疑胆管扩张并结石，常规行 MRCP 检查。对于胆囊及胆管结石，MRCP 诊断是很准确的。对于体重较大或不能屏气的患者，MRCP 可能不如 ERCP 或 EUS 准确，但其具有无创及无电离辐射的优点。

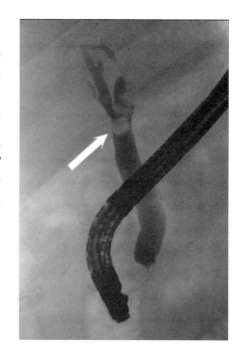

图 7

---

■ 要点：

　　· 超声探测胆总管结石不如探测胆囊结石那样准确。

　　· 如果怀疑胆总管结石，尤其是超声检查看到胆管扩张而无明显结石时，MRCP 是首选的检查方法。

# 病例 50

患者女性，17 岁，右髂窝疼痛 1 个月，带有节育器。行盆腔超声（图 1a、图 1b）和 MRI 检查（图 2a、图 2b 和图 3a、图 3b）。

**问题：**

1. 在右髂窝处（图 1a、图 1b）看到了什么？
2. 图 2a、图 2b 是什么序列，看到了什么？
3. 图 3a、图 3b 是什么序列，看到了什么？
4. 最可能的诊断是什么？

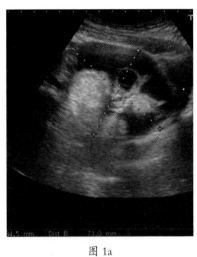

图 1a

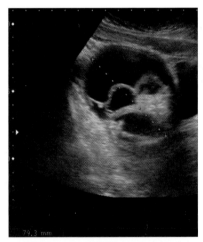

图 1b

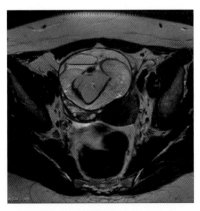

图 2a

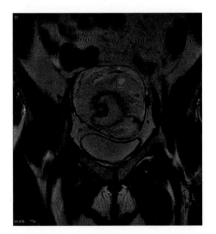

图 2b

1. 囊实性肿块，实性成分回声明显。

2. 为轴位及冠位 T2 像；看到不均匀性肿块，大部呈高信号，其中有低信号分隔。病灶的右前部可见到液平面。

3. 分别为轴位 T1 像、T2 脂肪抑制序列像。T1 像上可看到病灶中央及液平面的前半部呈高信号，而在 T2 抑脂像上呈低信号，表明其为脂肪成分。T1 像上病灶中央脂肪周围及液平面后半部的低信号，在 T2 抑脂像上呈高信号，提示为液体成分。液平面为脂—液平面，上方为漂浮的脂肪成分。

4. 最可能的诊断为皮样囊肿。

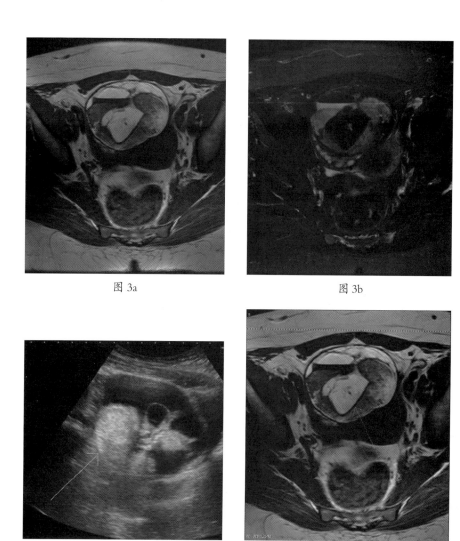

图 3a　　　　　　　　　　　　图 3b

图 4a　　　　　　　　　　　　图 4b

卵巢皮样囊肿，又称为囊性成熟性畸胎瘤，有各种各样的表现。3 个最常见的特征是：突向囊腔的实性结节（Rokitansky 结节）（图 4a）；超声上呈弥漫性回声团块，T1、T2 像呈高信号代表脂肪成分（图 4b）；超声及 MRI 像上病灶内分别可见线状分隔，及呈低信号的毛发影（图 4c）。如本病例，脂—液平面经常可看到（图 5a、图 5b）。

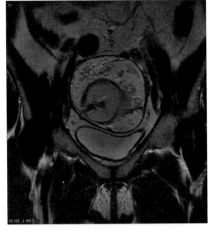

图 4c

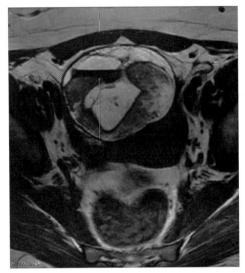

图 5a

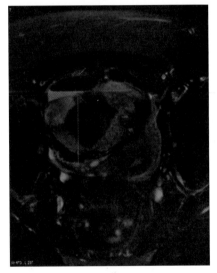

图 5b

---

**■ 要点：**

- 皮样囊肿的特点包括：囊变区，脂肪组织，结节和分隔。
- 可见脂—液平面。

---

延伸阅读：

Eric K Outwater. Ovarian Teratomas: tumour types and imaging characteristics. Radiographics,2001, 21 :475-490.

# 病例 51

患者男性，82岁，因腹痛伴腹胀看急诊。患者有非胰岛素依赖型糖尿病和房颤病史，为此服用华法林药物治疗。体格检查腹部有轻触痛、腹膨胀及心衰指征，行腹部 X 线平片检查（图 1、图 2）。

## 问题：

1. 从腹部 X 线平片中看到了什么？
2. 可能的原因是什么？最可能的诊断是什么？
3. 进一步应做什么检查？
4. 已经做了什么检查？发现了什么？
5. 需要做进一步的检查吗？
6. 应该选择什么样的治疗方式？

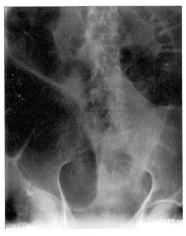

图 1

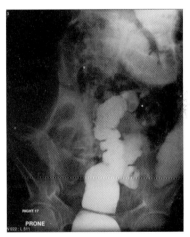

图 2

## 解答：

1. 腹部 X 线平片显示结肠明显扩张，盲肠扩张达 16cm（图 3 箭头）。尽管腹侧壁没有显示，但从升结肠一直到乙状结肠中、下段管径均发生了改变。直肠内没有气体，小肠亦未见扩张征象，此为结肠远端梗阻的特点。

2. 在成人中，鉴别诊断广泛，包括：

（1）肠梗阻，如粪石阻塞，胆结石进入乙状结肠狭窄段。

（2）肠壁病变——恶性病变；炎性病变，如结肠炎或憩室炎；感染或肠壁血肿。

（3）外压性病变——肿块压迫，如子宫内膜异位症，盆腔肿块或脓肿；或严重狭窄，如肠扭转。

最常见的原因依次排序为：恶性肿瘤、乙状结肠憩室炎和肠扭转。

3. 需要显示肠道。方法是用水溶性对比剂灌肠，然后做 CT 扫描。

4. 已做水溶性对比剂灌肠检查，图像显示乙状结肠呈典型的"苹果核"样改变，符合恶性肿瘤（图4）征象。

5. 鉴于肿瘤的完整分期需要做胸、腹及盆腔CT 检查。分析 X 线平片和灌肠表现，影像学诊断恶性肿瘤是可靠的。根据这种情况，治疗前有必要做直视肠镜及活检。

6. 需要手术切除肿瘤解除梗阻。本例患者不适合立即手术，植入肠道支架作为手术的过渡。

紧急情况下，水溶性对比剂灌肠优于钡灌肠。钡剂漏入腹腔会引起明显的炎症反应。因此，如果有肠穿孔或瘘的可能性，或患者将在短期内进行手术，应避免钡剂灌肠。

经内窥镜植入肠道支架可以用来缓解肠梗阻，其可作为手术治疗的短期过渡，或作为一种不适合外科手术时的保守治疗方法。并发症包括支架移位、堵塞及和邻近器官形成瘘。

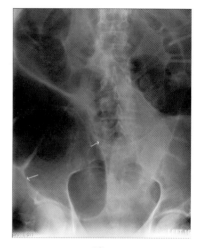

图 3

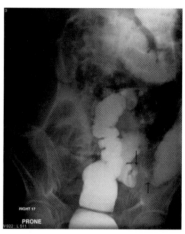

图 4

> **■ 要点：**
>
> · 成人大肠梗阻最常见的原因是恶性肿瘤。
> · 如有穿孔风险或需立即手术，首选水溶性对比剂灌肠。
> · 内镜下或（和）影像监视下植入肠道支架可作为手术前的过渡或作为一种保守治疗措施。

**延伸阅读：**

Athreya S, Mossa J, Urguhart G.Colorectal stenting for colonic obstruction: The indications, complications, effectiveness and outcome—5-Year review. Eur J Radiology,2006, 60 (1): 91-94.

Dharmadhikari R, Nice C. Complications of colonic stenting: a pictorial review. Abdom Imaging,2007, 33(3):278-284.

# 病例 52

患者男性，50 岁，出现非特异性中腹部疼痛。食欲和体重无变化，全血检测正常。行 MDCT 检查（图 1）及 CT 引导下肾上腺活检，未进行治疗，3 个月后进行了 CT 随访（图 2）。

## 问题：

1. 描述病变的位置和密度。
2. MDCT 随访发现了什么异常？
3. 诊断是什么？

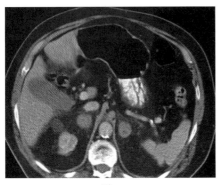
图 1

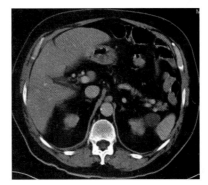
图 2

## 解答：

1. 双侧肾上腺见高密度小包块（图 3 箭头）。
2. 随访肾上腺正常（图 4 箭头）。
3. 双侧肾上腺出血。

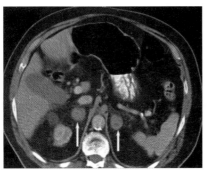
图 3

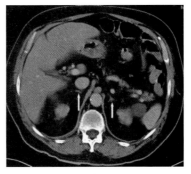
图 4

自发性肾上腺出血罕见，密度不均匀；其与严重的挤压伤或脓毒血症、术后、抗磷脂抗体综合征及抗凝等临床状况有关。在这些情况下，肾上腺出血可导致肾上腺功能衰竭、多器官功能衰竭甚至死亡。

肾上腺出血通常与肾上腺功能衰竭有关，可通过测量血清皮质醇来判断。生化检测结果由影像学来印证——金标准是 MDCT 检查。

然而，肾上腺出血在临床上可无症状，或被影像学偶然发现。在这种情况下，预后较好，出血通常能够吸收。应监测肾上腺功能以发现肾上腺功能衰竭。如果发现双侧偶发的自发性肾上腺出血，应排除抗磷脂抗体综合征的可能。

---

**▍ 要点：**

- 成人罕见自发性肾上腺出血。
- 与许多潜在的疾病有关，并可能导致肾上腺功能衰竭甚至死亡。
- 偶然发现的肾上腺出血预后良好。

---

延伸阅读：

Vella A, Todd B, Nippoldt M D, et al. Adrenal haemorrhage: A 25-year experience at the Mayo Clinic. Mayo Clin Proc,2001, 76:161-168.

# 病例 53

患者女性，80岁，腹腔镜下子宫肌瘤切除术后5d，出现呕吐伴腹痛。行AXR（图1）和腹、盆腔CT检查（图2a、图2b）。

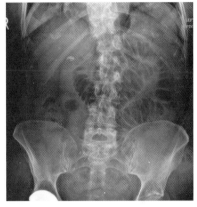

图 1

## 问题：

1.AXR检查发现了什么？

2.CT检查看到的导致上述现象的原因是什么？

3.你能想到与近期手术有关的原因吗？

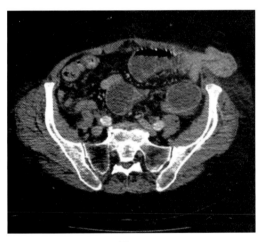

图 2a

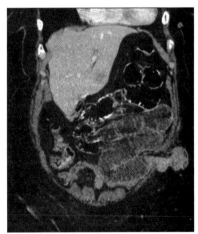

图 2b

## 解答：

1. 小肠中段梗阻。

2. 左腹壁斯皮格耳（Spigelian）疝（图3a、图3b）。

3. 小肠从大小约5mm的腹腔镜入口处向外疝出。

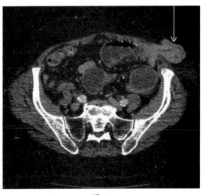

图 3a

AXR 显示近端小肠明显扩张，梗阻端突然截断，该表现与临床怀疑的肠梗阻不相符。

CT 显示近端回肠祥由左下腹前壁经腹腔镜约 5.0mm 大小入口处向外疝出。

在实施大孔法腹腔镜手术时，孔疝的发生率会增加，这使得腹部外科手术变得更加复杂化。

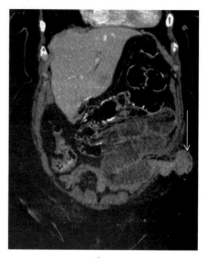

图 3b

---

**■ 要点：**

· 如果只有部分小肠扩张，很可能是阻塞，而不是肠梗阻。
· 肠梗阻通常会引起整个小肠和大肠的扩张。
· 需了解腹腔镜手术后引起患者腹痛的这种潜在并发症。
· 及时诊断因急性肠疝引起的肠梗阻对于避免梗阻部位的肠缺血是十分重要的。

---

延伸阅读：

Gill F, McLucas B. Spigelian hernia in laparoscopic surgery. Minimally Invasive Therapy and Allied Technologies,1996, 5(6):517-520.

# 病例 54

患者男性，87 岁，因短暂腹痛看急诊。患者有低血压（80/40mmHg），行腹、盆腔 CT 检查（图1、图2）。

**问题：**

1.CT 检查发现了什么？

2. 诊断是什么？

3. 有急性出血的依据吗？

4 应该选择什么样的治疗方式？

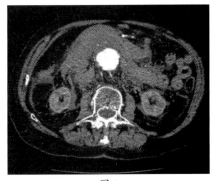 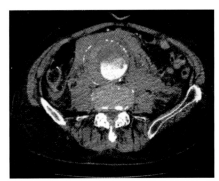

图 1　　　　　　　　　　　　　图 2

**解答：**

1.CT 显示肾下平面腹主动脉瘤样扩张，最大径为 8cm。腹主动脉管腔内可见界限模糊的较高密度血栓影（图3白 X），并可见管壁的钙化（图3箭头）。腹主动脉前、外侧有大量软组织密度影（图4白箭头），为管壁外出血。

2. 诊断为腹主动脉瘤渗漏。

3. 未见到对比剂活动性外渗的征象。腹主动脉后方线样高密度影为腰椎动脉。有证据表明近期有广泛的渗血。

4. 治疗包括手术修补或血管内支架植入术。

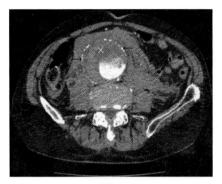
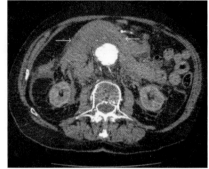

图 3 图 4

> ■ **要点：**
>
> · 主动脉瘤渗漏是一种严重的外科急症，死亡率高。
> · 术前 CT 诊断快捷、简便，但应避免因等待 CT 检查时间过长而延误抢救时间。

# 病例 55

患者男性，59岁，出现上腹部疼痛、体重减轻和黄疸。肝功能异常，胆红素和碱性磷酸酶升高。超声检查显示胆管扩张，但无胆囊结石，行口服对比剂MDCT检查（图1）。

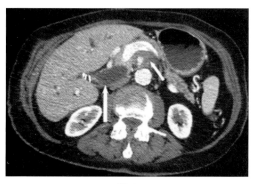

图 1

## 问题：

1. 识别并描述胆总管。
2. 识别肠系膜上动脉并描述其周围结构。

## 解答：

1. 胆总管扩张（图2长箭头）。
2. 肠系膜上动脉被软组织围绕（图2短箭头），为胰腺癌的局部侵犯。肠系膜上动脉周围本应是呈低密度的脂肪组织（图3箭头）。

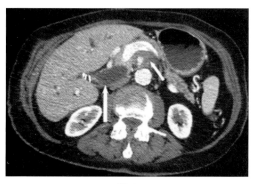

图 2

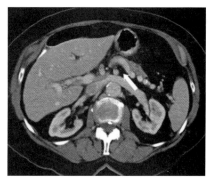

图 3

胰腺癌较常见，因肿瘤常有局部浸润并转移，通常预后较差。MDCT对于胰腺癌的分期较准确，并且可以准确测量肿瘤的大小（尤其是在动脉早期较门脉期胰腺显示清晰）。

胰腺癌对邻近结构的侵犯，尤其是对肠系膜血管——SMA、SMV和胃十二指肠血管的侵犯，CT对其评估可靠。

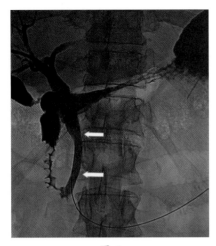
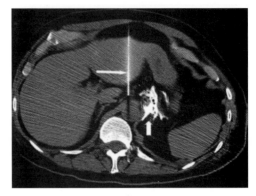

图 4                    图 5

　　介入手术对于缓解病情起到了一定的作用。如果 ERCP 或内镜下十二指肠支架植入术失败，可以再通过介入手术进行，如影像监视下经皮植入金属胆道支架（图4箭头）。介入治疗还起到缓解疼痛的作用。如果麻醉镇痛无效或不能接受其副作用，CT 引导下注射无水酒精破坏腹腔神经丛可起到良好的镇痛效果，如 CT 引导下腹腔神经丛阻滞术——酒精与稀释的对比剂混合液（图5短箭头）注入腹腔干左侧的神经丛；穿刺针可通过肝脏重新插入右侧，以保证消融完全（图5长箭头）。

> ▌**要点：**
>
> · CT 对胰腺癌的分期评估准确。
> · 介入技术有助于缓解胆道梗阻、十二指肠梗阻及疼痛。

# 病例 56

患者女性，48 岁，已生育多胎，因出现阴道不适、性交痛、尿频、轻微压力性尿失禁等就诊。体格检查于阴道入口前壁可见一肿块，行 MRI 检查：轴位 T2（图 1）；轴位 T1（图 2）；矢状位 T2（图 3）。

## 问题：

1. 从 3 幅 MRI 图像中看到了什么？
2. 最可能的诊断是什么？

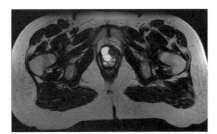

图 1

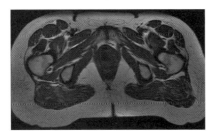

图 2

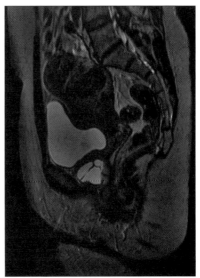

图 3

## 解答：

1. MRI 可见一具有分隔的复杂囊性肿块（图 4，垂直箭）位于阴道后部并包绕右侧尿道（图 4，水平箭），尿道向左移位；病灶与尿道无明显相通。病灶后方（图 5）可见分层样低信号，但无出血的征象。

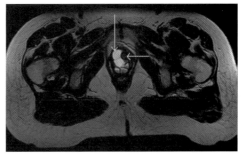

图 4

2. 可能的诊断包括：尿道旁囊肿或尿道壁外憩室。

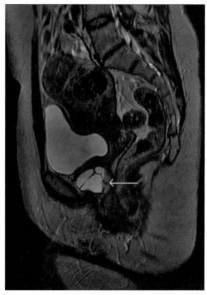

图 5

术中发现 1 个炎性囊样结构附着在尿道上。经尿道注射亚甲蓝，未见肿块与尿道之间有沟通。然而，手术切除标本病理组织可见移行上皮细胞，支持尿道憩室的诊断（可能为继发于炎症的壁外憩室）。

---

■ **要点：**

· 尿道壁外憩室在 MRI 检查中很难作出诊断，易与尿道囊肿相混淆。

---

# 病例 57

患者女性，78岁，曾行肾下腹主动脉瘤腔内修补术（EVAR），行术后超声（图1）与 MDCT（图2）检查。

## 问题：

1. 超声和 CT 检查看到了什么？
2. 怎么治疗？
3. 治疗后的图像看到了什么？
4. 该怎么处置？

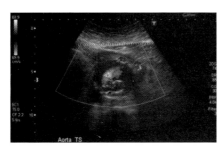

图 1

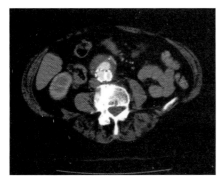

图 2

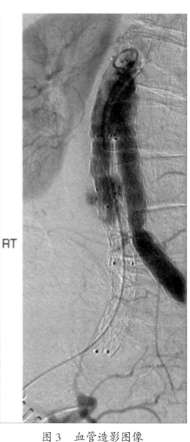

图 3　血管造影图像

## 解答：

1. 超声可见动脉瘤腔内有旋涡样动脉血流。CT 显示腔内修补术（EVAR）后的两肢髂血管。从植入支架的右肢髂血管（图4白箭头）可看到对比剂外渗，此为 III 型内漏。

2. 后植入覆膜支架补漏。

3.植入支架后的左肢髂血管血流良好；作为导管入路的右肢髂血管无血流(图5黑箭头)，表明其内有血栓形成，同时可看到有内漏（图5白箭头）。

4.行球囊导管取栓术进行处理。

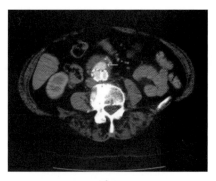

图 4

应用血管内支架植入术（EVAR）治疗腹主动脉瘤(AAA)越来越普遍，避免了外科手术，降低了并发症的发生率、30d死亡率并缩短了住院时间。然而，该技术并不是没有并发症，按发生频率，并发症依次为：动脉瘤内有持续血流、支架内血栓形成，支架移位、扭曲变形，外周栓塞和血管夹层。

动脉瘤腔内出现持续性血流称为内漏。据报道，其发生率在3%~40%之间不等，大多数在术后30d内发生。基于内漏的来源进行分类，Ⅱ型内漏最常见。

Ⅰ型——支架近、远端附着处未完全封闭，有血液流动。

Ⅱ型——主动脉分支血流反流入瘤腔。

Ⅲ型——支架损坏或异常。

Ⅳ型——支架孔隙过大。

动脉瘤腔持续性扩张而无明显外漏称为张力型动脉瘤，有人将其归为Ⅴ型。

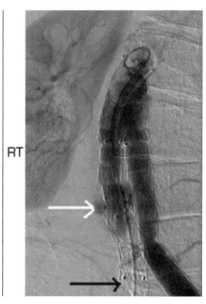

图 5

高达12%的患者需要在EVAR术后进行后续治疗。Ⅰ型和Ⅲ型内漏可通过球囊扩张植入延伸移植物来治疗；必要时转为外科手术治疗。Ⅱ型内漏的治疗方案包括经导管栓塞或腹腔镜下血管结扎治疗。

---

**▌要点：**

- EVAR术可作为AAA修补术的一个替代治疗方法。
- 并发症包括：存在持续性动脉血流——内漏。

---

延伸阅读：

Corrie M, Feurer I, Becker S, et al. Endoleak Following Endovascular Abdominal Aortic Aneurysm Repair: Implications for Duration of Screening. Annals of Surgery,2004, 239: 800-807.

Tolia A, Landis R, Lamparello P,et al. Type II Endoleaks after Endovascular Repair of Abdominal Aortic Aneurysms: Natural History. Radiology,2005, 235:683-686.

# 病例 58

患者男性，40岁，曾接受过回肠成形术，突然出现明显弥漫性腹痛。体格检查腹部有轻触痛，无肠鸣音。患者有心动过速、低血压。由于患者体型较大，腹部平片质量较差，但仍可看出有小肠扩张。行腹部 MDCT 检查，图1为肝脏层面轴位；图2、图3为中腹部层面轴位；图4为腹部冠位。

## 问题：

1. 描述肝脏表现，原因是什么？
2. 描述小肠表现。
3. 诊断是什么？应该怎样治疗？
4. 与回肠成形术有关的先天性病变是什么？

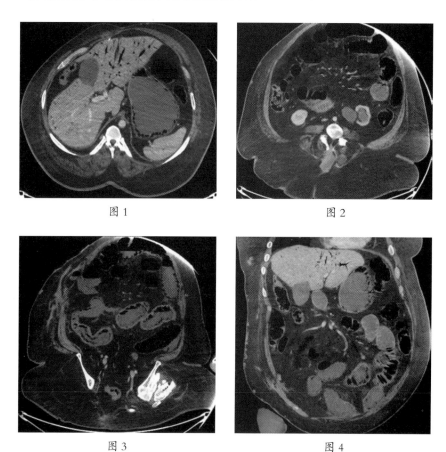

图1　　　　　　　　　　　　　图2

图3　　　　　　　　　　　　　图4

**解答：**

1. 肝内可见分支状线样气体密度影，主要分布于肝左叶和肝右叶外周，为门静脉积气（图5箭头）表现。

2. 小肠壁内可见气体——肠壁积气症（图7箭头）。肠系膜上静脉分支内可见线样气体影（图8箭头）。

3. 诊断为小肠缺血导致门脉—肠系膜静脉积气；必须手术治疗。

4. 脊柱裂并脊膜膨出（图6箭头）。

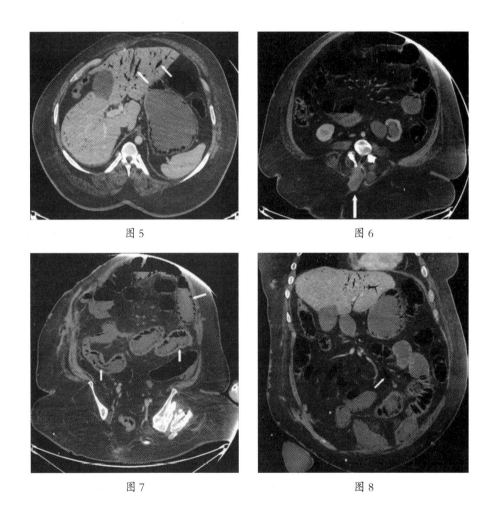

图5

图6

图7

图8

患者接受了剖腹探查手术，证实有广泛的小肠坏死需要手术切除。几天后，患者死于多器官衰竭。

当AXR看到有肠壁积气时，往往预示着有肠梗死，且预后很差。在CT上看到此征象时，则意义不同。50%的病例与肠缺血有关；50%则与各种各样的病变有关，包括肠梗阻、癌、肠扭转、溃疡、疝气、外伤、Crohn's病、憩室炎及医源性原因等。

总死亡率为 30%，CT 可见肠壁上有气泡。

门脉—肠系膜静脉积气最常见的原因是肠缺血，但也有许多其他的原因，15% 是特发性的。

CT 对门脉—肠系膜静脉积气的检出较腹部 X 线平片更敏感。CT 的特征表现为肝外周分支状线样气体密度影，多见于肝左叶。较大的肠系膜静脉积气为呈线样低密度影沿静脉走行分布（通常含有对比剂），穿过肠系膜的边缘进入肝脏。

同时患有肠壁和门脉—肠系膜静脉积气的 70% 患者会出现肠缺血，死亡率为 50%。

---

**▊ 要点：**

- 门脉 – 肠系膜静脉积气有其特征性的 CT 表现。
- 门脉 – 肠系膜静脉及肠壁积气最常见的原因是肠缺血，必须手术治疗。

---

延伸阅读：

Lassandro F, di Santo Stefano M L, Maria Porto A, et al. Intestinal pneumatosis: diagnostic and prognostic value. Emerg Radiol April 15 (Epub ahead of print),2010.

Sebastia S, Quiroga S, Espin E, et al.Portomesenteric vein gas: pathologic mechanisms, CT findings and prognosis. Radiographics,2000, 20(5):1213-1224.

# 病例 59

患者女性，38 岁，出现无规律性性交困难。盆腔超声检查（图 1）后，做 MRI 检查，图 2a 为 T2 矢状位；图 2b 为 T2 轴位；图 2c 为 T1 轴位。

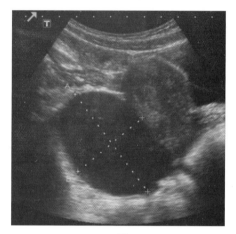

图 1

## 问题：

1. 从图 1 中看到了什么？
2. 图 2a 至图 2c 中看到了什么？
3. 可能的诊断是什么？

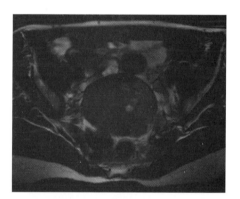

图 2b

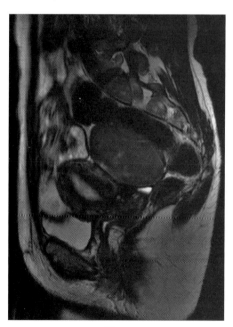

图 2a

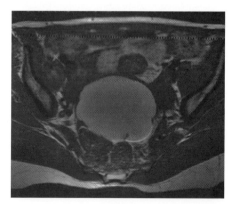

图 2c

## 解答：

1. 子宫（图 3 水平箭头）后方可见 1 明显的低回声包块（图 3 垂直箭头），内回声不均匀。

2. MRI 图像上确定包块（图 4a 垂直箭头）位于子宫（图 4a 水平箭头）后方。T2 上包块主要呈低信号，其中可见斑片状高信号（轴位 T2，图 4b 箭头）；T1 上呈高信号（图 4c 箭头）。这些信号特征表明有出血。鉴于 T2 上病灶呈低信号，提示出血为亚急性出血的早期。

3. 子宫内膜异位症，肿块代表右侧卵巢的子宫内膜瘤。

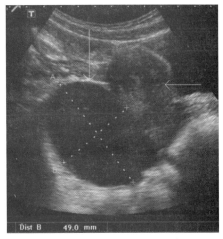

图 3

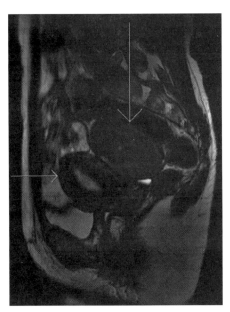

图 4a

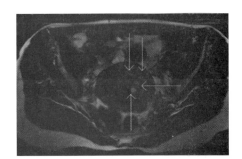

图 4b

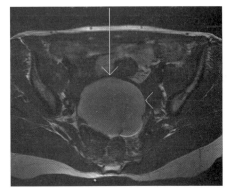

图 4c

由于细胞内存在高铁血红蛋白，亚急性血肿的 MRI 表现为 :T2 上呈低信号，T1 上呈高信号。T1 脂肪饱和序列扫描及 T2 信号特征有助于同脂肪进行鉴别。如果血肿时间较长，由于存在细胞外游离高铁血红蛋白的缘故，病变在 T1 和 T2 上均呈高信号，此时则很难与脂肪组织相鉴别。在这种情况下，必须行脂肪饱和序列扫描来加以鉴别。

子宫内膜异位症的特征性表现是：子宫外存在异位的子宫内膜组织。最常见于盆腔内器官如卵巢、输卵管、阔 / 圆韧带、宫颈、阴道和 Douglas 窝。育龄期女性常见，其他发生部位还有胃肠道和泌尿道。临床症状，如本病例，常有性交痛和不规则出血，还可出现痛经和下腹部疼痛症状。

子宫内膜异位症的超声表现各不相同。然而，95% 的病变内部出现弥漫性回声。MRI 表现通常为卵巢肿块并出血改变。

腹腔镜检查是诊断子宫内膜异位症的金标准。超声和 MRI 诊断子宫内膜异位症的敏感性分别为 83% 和 90%，特异性分别为 98% 和 98%。超声探查卵巢外种植病灶比较困难；MRI 在常规 T1、T2 序列上敏感性也只有 27%。如果使用 T1 脂肪饱和序列扫描将出血鉴别开来，则其敏感性可以提高到 61%。

---

**▌要点：**

· 育龄期妇女如果超声发现卵巢囊肿（单侧或双侧）内部回声不均匀，要考虑到子宫内膜异位症的可能。

· MRI 上如果囊肿在 T1 上呈高信号，T2 上呈低信号，要考虑到子宫内膜异位症。

· 如果使用 MRI 确定卵巢外子宫内膜种植，通常选择 T1 脂肪饱和序列。

---

延伸阅读：

Umaria N, Olliff J F. Imaging features of pelvic endometriosis.British Journal of Radiology,2001, 74: 556-562.

# 病例 60

患者男性，58岁，因右腹股沟疼痛及肿胀看门诊。临床检查未发现有疝，作为检查项目的一部分，进行了骨盆X线（图1）和髋关节MRI检查（图2、图3）。

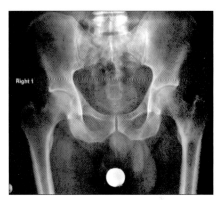

图 1

**问题：**

1. 从X线平片上发现了什么异常？

2. MRI检查发现了什么异常？

3. 最有可能的诊断是什么？还需要做哪些检查？

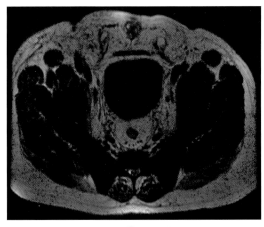

图 2

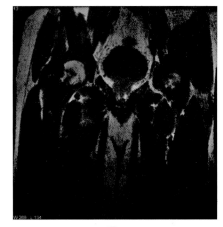

图 3

**解答：**

1. 骨盆X线平片可见几处界限不清晰的骨硬化，最明显处位于左骶髂关节、下段腰椎和左股骨粗隆区域（图4）。

2. 所示MRI图像为T1加权像，脂肪呈高信号，液体为低信号。

盆骨骨髓可见广泛的异常低信号（图5），在这个年龄段，骨髓在T1像上应该呈明亮的高信号，代表脂肪组织。低信号则代表骨髓有浸润。

3. 转移性疾病常出现弥漫性骨浸润，鉴于X线平片上有骨硬化性改变，结合患者的性别，最有可能的诊断是前列腺癌。

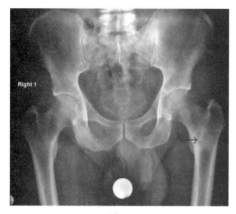
图 4

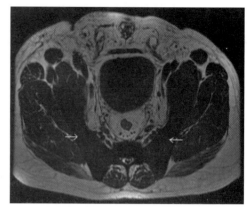
图 5

进一步检查有必要做前列腺特异性抗原（PSA）检测和同位素骨扫描。本例患者的 PSA 超过 300ng/mL（正常 <4ng/mL）；骨扫描证实有广泛的骨病变。

鉴于本例患者 PSA 升高及影像学发现有弥漫性骨病变，可做出前列腺癌的临床诊断，无须做前列腺穿刺活检。

---

**■ 要点：**

· 前列腺癌很常见，其临床表现可能晚于其转移性病变。
· 硬化性骨转移是其典型表现。
· 放射性核素显像对于评估骨转移的程度是非常有价值的。

---

延伸阅读：

Ibrahim T, Flamini E, Mercatali L, et al. Pathogenesis of osteoblastic bone metastases from prostate cancer. Cancer,2010, 116(6):1406-18.

Persec Z, Persec J, Sović T, ct al. Metastatic prostate cancer in an asymptomatic patient with an initial prostate-specific antigen (PSA) serum concentration of 21,380 ng/mL. Onkologie,2010,33(3):110-112.

# 病例 61

患者男性,24岁,有10年的溃疡性结肠炎病史,因出现右上腹疼痛和发热看门诊。体格检查发现患者有黄疸,肝功能(LFTS)异常,提示有梗阻性病变,行影像学检查(图1)。

## 问题:

1. 是什么样的影像学检查?
2. 请描述胆囊、胆总管及肝内胆管表现。
3. 诊断是什么?

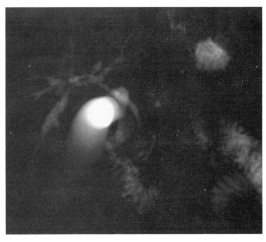

图 1

## 解答:

1. MRCP

2. 胆囊正常,未见结石(图2短箭头);胆总管形态不规则,近端和远端轻度狭窄(图2长箭头);肝内胆管局部狭窄及扩张,在扩张的Ⅴ/Ⅷ段肝内胆管中可见低信号充盈缺损影(图2中箭头)——可能为结石或沉积物。

3. 原发性硬化性胆管炎(PSC)。

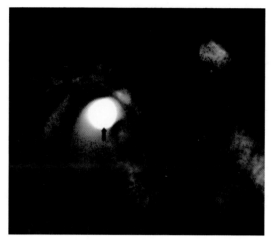

图 2

原发性硬化性胆管炎是一种自身免疫性疾病，因胆汁淤积可导致胆汁性肝硬化。ERCP 和 MRCP 的影像学特征性表现为肝内、外胆管不规则狭窄和扩张。如本病例，扩张段的胆管内可见结石或沉积物。典型的病例一目了然，早期病变在影像学上则很难诊断。

70% 的 PSC 患者合并有溃疡性结肠炎（UC），约 5% 的 UC 患者合并有 PSC。目前没有特别的治疗方法，可能需要肝移植，其生存率较理想。

PSC 患者患胆管癌的风险较高——有段时期提倡用 MRCP 来进行筛查，但未被证实有效。一旦进展为胆管癌，则预后很差。

---

**■ 要点：**

- PSC 具有典型的 MRCP/ERCP 表现特征。
- 影像学很难发现早期的 PSC。
- 发生胆管癌的风险很高。

---

延伸阅读：

Weismuller T J, Wedemeyer J, Kubicka S, et al. The challenges in primary sclerosing cholangitis – aetiopathogenesis, autoimmunity, management and malignancy. J Hepatol, 2008, 48(1):38-57.

# 病例 62

患者女性，26 岁，引产失败行急诊剖宫产术后 1 周，出现腹痛、呕吐和发热。检查患者有心动过速、发热和全腹部不适，白细胞计数及红细胞沉降率（ESR）升高。行上腹部超声（图 1a、图 1b）和 CXR( 图 2) 检查。

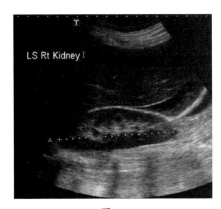

图 1a

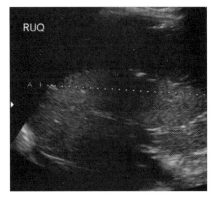

图 1b

### 问题：

1. 从图 1a、图 1b 中看到了什么？
2. 从图 2 中看到了什么？
3. 引起患者出现症状的可能原因是什么？

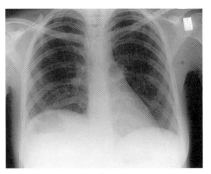

图 2

### 解答：

1. 右肾纵切面超声可见肝右叶（图 3 水平箭头）及肝右叶与右膈肌（图 3 短垂直箭头 ）之间的液体( 图 3 长垂直箭头）。

2.CXR 可见右侧膈肌轻度抬高（图 4 垂直箭头 ）和其下方的气－液平面（图 4 水平箭头）。

3. 剖宫产术后并发症——膈下积液。

轴位和冠状位 MDCT（图 5a、图

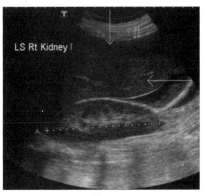

图 3

5b）图像明确显示有膈下积液，经皮穿刺引流出脓液。对于每一位脓毒血症患者，在 CXR 上看到膈肌抬高，有或无气－液平面，都应该考虑有膈下积脓的可能。通过超声可以很快地证实或排除诊断。MDCT 则能够清楚地勾画出积脓的轮廓。

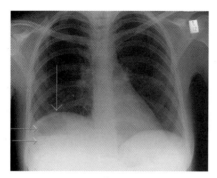

图 4

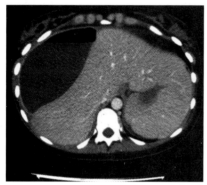

图 5a

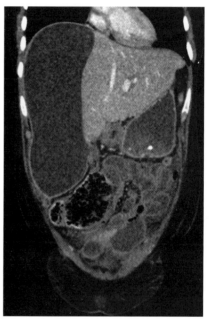

图 5b

---

**■ 要点：**

- 脓毒血症患者膈肌抬高，要考虑到有膈下积脓。
- 超声可迅速做出确定或排除性诊断。
- MDCT 能够清楚地勾画出积脓的轮廓，有助于制定经皮穿刺引流计划。

---

延伸阅读：

Geoghegan T, Lee M J. Emergency radiology, imaging and intervention in sepsis, Springer Berlin Heidelberg. ISBN 978-3-540-26227-5, 471-480.

# 病例 63

男性，45岁，门诊患者，有腹部不适、体重减轻病史，行 CT 检查（图1）。

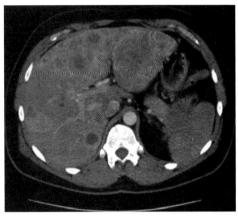

图1

**问题：**

1.CT 检查发现了什么？
2.可能的诊断是什么？

**解答：**

1. 增强动脉期扫描示：肝脏可见多发性病灶（图2黑箭头），密度不均匀，边缘明显环形强化。此外，胰腺尾部可见一处 4.0cm 大小低密度病灶（白箭头），胰周脂肪模糊。

2. 符合胰腺肿瘤并肝转移。

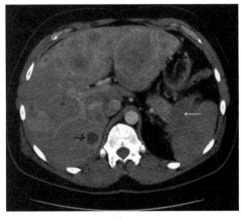

图2

其他部位的原发病灶也可以转移到胰腺。神经内分泌肿瘤往往是富血供的肝转移；肾细胞癌也可以是富血供的肝转移和胰腺转移。

大多数肝转移瘤的血供来自肝动脉，与其周围正常肝组织相比，它们一般是乏血供的，因此，在动、静脉期呈相对低密度。

与正常肝组织相比，血管丰富的病变强化明显，称为富血供病变。

富血供的肝转移见于以下疾病：

（1）肾细胞癌；

（2）类癌；

（3）胰岛细胞瘤；

（4）乳腺癌；

（5）黑色素瘤；

（6）肉瘤；

（7）神经内分泌肿瘤，如嗜铬细胞瘤。

其他富血供的肝脏局灶性病变包括：

（1）肝细胞癌；

（2）局灶性结节增生；

（3）腺瘤；

（4）血管瘤。

从其他部位的原发灶转移到胰腺不常见，在尸检中的发生率为3%~10%，最常见的原发部位为肾、肺和乳腺。

---

**▌ 要点：**

- 大多数肝转移瘤的强化程度低于周围正常肝实质。
- 血管丰富的病变强化明显，可有助于诊断。
- 病变转移到胰腺不常见。

---

延伸阅读：

Marin D, Nelson R, Samei E. Hypervascular Liver Tumors: Low Tube Voltage, High Tube Current Multidetector CT during Late Hepatic Arterial Phase for Detection—Initial Clinical Experience. Radiology,2009, 251 (3):771-779.

# 病例 64

患者女性，55 岁，有癫痫发作、精神错乱和性情改变病史 1 年。病情发作时，血糖明显降低。行腹部 MDCT 检查（图 1、图 2 为动脉期轴位）。

## 问题：

1. 图 1、图 2 中的箭头指的是什么器官？
2. 描述该器官的病变。
3. 可能的诊断是什么？

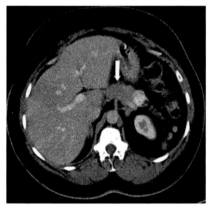 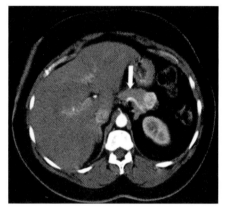

图 1　　　　　　　　　　图 2

## 解答：

1. 胰腺（图 3 和图 4 长箭头）。
2. 胰腺体部见界限清晰、明显强化的肿块（图 3 和图 4 短箭头）。
3. 胰岛细胞瘤。

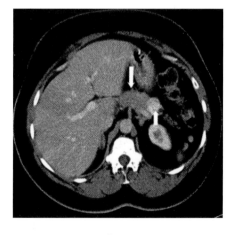

图 3

胰岛细胞瘤是一种罕见的神经内分泌肿瘤，每年的发病率约为 4/100 万。肿瘤可以是散发性的，或为多发性内分泌腺瘤病 1 型 (MEN1) 的一部分。胰岛细胞瘤通常是良性的（90%）。散发病例中常为单发（95%），MEN1 中通常为多发（90%）。

通常出现神情改变及低血糖症状。

生化检查可确定诊断——低血糖时（血浆葡萄糖 < 2.2mmol/L）血浆胰岛素和 C– 肽升高。

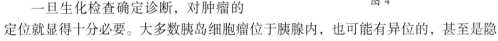

图 4

一旦生化检查确定诊断，对肿瘤的定位就显得十分必要。大多数胰岛细胞瘤位于胰腺内，也可能有异位的，甚至是隐匿性的。

动、静脉期的 MDCT 表现为：胰腺内界限清晰、明显强化的肿块，并迅速洗脱。影像学诊断方法还有 MRI、血管造影、超声（经腹、EUS、术中）等。

单发性肿瘤可手术摘除；多发性肿瘤行胰腺切除术通常是有疗效的。

不能手术或已发生转移的肿瘤可以用其他方法进行治疗，如化疗、射频消融治疗等。

---

### ▌ 要点：

· 胰岛细胞瘤常出现低血糖症状。
· 应做生化检查确定诊断。
· MDCT 通常用于鉴别那些在胰腺内呈明显强化并快速洗脱的肿瘤。

---

延伸阅读：

Alexakis N, Neoptolemos J P. Pancreatic neuroendocrine tumours. Best Pract Res Clin Gastroenterol,2008, 22(1): 183-205.

Mathur A, Gorden P, Libutti SK.Insulinoma. Surg Clin North Am,2009, 89(5):1105-1121.

# 病例 65

患者男性，74 岁，因左腿肿胀看全科医生。行左腿及股部多普勒超声检查，未发现深静脉血栓。腹部超声于主动脉旁可见实性肿块，随后做了 CT 检查（图 1a、图 1b）。

## 问题：

1. 从图 1a、图 1b 中看到了什么？
2. 怎么解释患者的症状？
3. 最可能的诊断是什么？

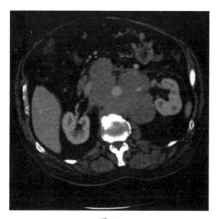
图 1a

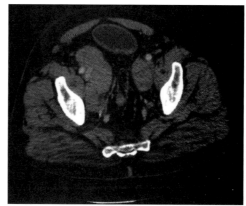
图 1b

## 解答：

1. CT 可见主动脉旁多发肿大淋巴结（图 2a）及双侧髂血管旁肿大淋巴结（图 2b）。左侧髂血管旁肿大淋巴结压迫左侧髂总静脉。

2. 左腿肿胀的原因为左髂总静脉受压。

3. 淋巴瘤。

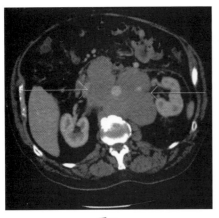 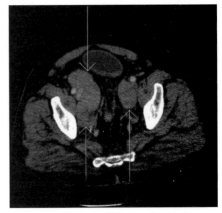

图 2a            图 2b

霍奇金和非霍奇金淋巴瘤可选择 CT 检查对其进行分期、制定活检计划及治疗后的随访。淋巴瘤可能会累及身体的每个器官，因此，需要对胸、腹部和盆腔进行全面的 CT 检查。

CT 冠状面重建（图 3）可清楚地显示主动脉旁及髂血管周围广泛肿大的淋巴结。左髂血管旁肿大淋巴结（双箭头）压迫左侧髂总静脉（单箭头）。

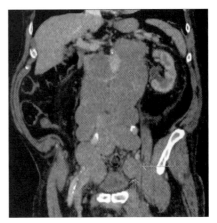

图 3

---

■ **要点：**

· 腿部肿胀可能是由于髂或股静脉的近端受到压迫，可伴或不伴有深静脉血栓形成。

· 淋巴瘤是最常见的（但不是唯一的）引起腹、盆腔内广泛性淋巴结肿大的原因。

---

延伸阅读：

EKFishman. CT of Lymphoma: Spectrum of disease. Radiographics,1991,11:647-669.

# 病例 66

门诊患者，男性，85 岁，主述上腹部不适伴疼痛逐渐加重，体重稍减轻。体格检查发现肝脏肿大，行腹部 MDCT 检查（图 1a、图 1b）。

## 问题：

1.CT 检查发现了什么？
2.有百分之几的恶变率？
3.应该选择什么样的治疗方式？

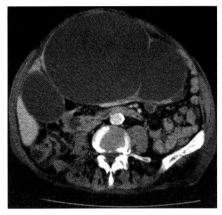 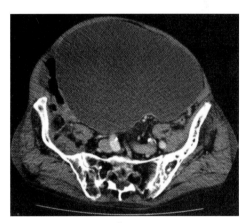

图 1a                    图 1b

## 解答：

1.CT 检查可见肝脏有多个低密度囊性病灶，部分病灶较大并向下延伸，为多发性肝囊肿的特征。其中最大的囊肿向下生长是引起患者不适的原因。

2.虽然有囊肿癌变的病例报道，但单纯性肝囊肿发生恶性变是极为罕见的。

3.治疗方法可选择介入和外科手术。介入方法包括囊肿抽吸和硬化治疗，但病灶常易复发；手术治疗包括开腹或腹腔镜下肝切除术。

大多数肝囊肿为单发且无症状。多发性肝囊肿多见于成人的多囊性肝病（PCLD），为常染色体显性遗传性（AD）疾病，常合并有多囊性肾病（APCKD），也可单独发生。通常肝大可引起腹痛、早饱、恶心和呼吸困难等症状。

PCLD 的并发症包括囊肿破裂、扭转、出血和感染。有报道认为如出现门静脉高压症、胆道梗阻、腹水和肝周水肿，则为恶性变表现。该病与颅内动脉瘤（与

APCKD 一样）和心脏瓣膜病也有一定的相关性。

肝移植可能是最终的治疗方法。

单纯性肝囊肿通常采用超声诊断。CT 难以全面评价小的肝囊肿；MRI 对于鉴别单纯性与复杂性肝囊肿有很大帮助。对于存在有恶性病变的患者来说，区分单纯性囊肿（或血管瘤）与转移性病变可能显得更为重要。

MRI 检查包括 T2 加权序列和钆增强检查，也可选择磁共振弥散加权成像（DWI）检查。

本病例中，首选 CT 而不是超声检查，是因为考虑到引起肝大的原因可能是恶性病变所致的缘故。

---

**▌ 要点：**

· 大多数肝囊肿无临床症状，是被偶然发现的。

· 对于有临床症状的肝囊肿，影像引导下穿刺引流是一种相对简单、可重复性操作的治疗方法。

· 囊肿复发常见，且有可能发展很快。

---

延伸阅读：

Sandrasegaran K, Akisik F, Lin C,et al. The value of diffusion-weighted imaging in characterizing focal liver masses. Acad Radiol,2009, 16(10):1208-1214.

# 病例 67

患者男性，57岁，既往体健，因出现体重减轻和背部疼痛就诊。C反应蛋白（CRP）升高达80mg/L。行腹部MDCT检查，图1为中腹轴位；图2为动脉期MPR冠位。

## 问题：

1. 从图1、图2中看到了什么异常表现？
2. 可能的原因是什么？

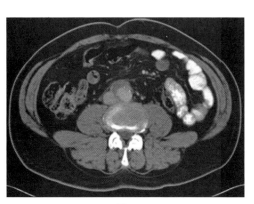

图 1

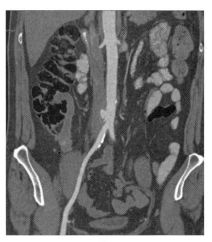

图 2

## 解答：

1. 可见1个起自腹主动脉下段右侧壁2cm大小、偏心性动脉瘤，压迫下腔静脉（IVC）（图3、图4箭头）。

2. 腹主动脉下段囊状动脉瘤，主要原因包括：动脉粥样硬化、穿透性主动脉溃疡、创伤（该部位不常见）或真菌感染。

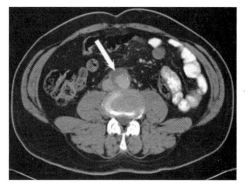

图 3

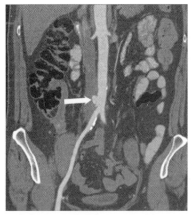

图 4

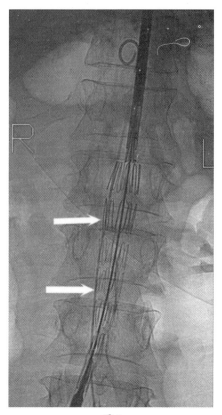

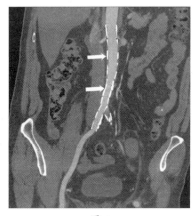

图 6

图 5

血培养阴性，但 CT 和临床表现提示真菌感染。开始静脉注射抗生素治疗。

治疗真菌性动脉瘤传统手术的方法包括：动脉瘤切除术、主动脉移植术或主动脉切除伴旁路手术。

然而，传统的手术方法复杂而存在很大的风险，因此血管内动脉瘤修复术（EVAR）正在逐步替代传统的手术来治疗动脉瘤（图 5 箭头，真菌性动脉瘤内的支架）。在动脉瘤处分别植入腹主动脉 – 髂动脉腹膜支架及股动脉支架来改善左腿的血液供应，但患者需终身口服抗生素。

患者在随访期间无症状出现，术后第 2 年 CT 检查显示动脉瘤消失，未出现 EVAR 术后并发症（图 6 箭头，支架处）。

---

**▌ 要点：**

· 真菌性主动脉瘤罕见，临床表现常无特异性。
· EVAR 正在逐步替代传统的外科手术来治疗动脉瘤。

# 病例 68

患者女性，51岁，腹胀伴腹痛逐渐加重1个月，行腹、盆腔MDCT检查（图1a至图1d）。

## 问题：

1. 从图1a中看到了什么？
2. 从图1b和图1c中看到了什么？
3. 从图1d中看到了什么？
4. 最可能的诊断是什么？

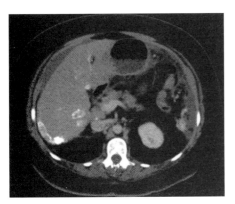

图 1a

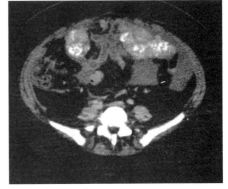

图 1b

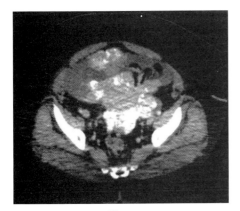

图 1c

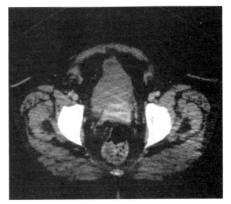

图 1d

**解答：**

1. 腹水（图 2a 水平箭头）及肝包膜下钙化病灶（图 2a 垂直箭头）。
2. 钙化的网膜呈"网膜饼"状（图 2b），下方层面可见更多病灶（图 2c）。
3. 盆腔内结构正常，未见卵巢肿块的征象。
4. 原发性腹膜癌。

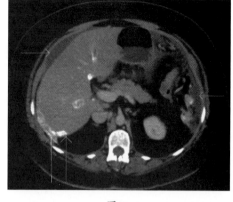

图 2a

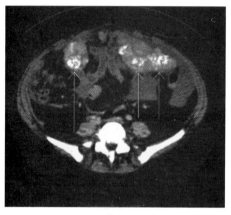

图 2b

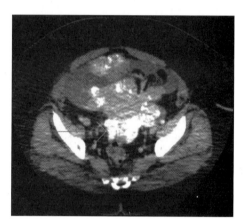

图 2c

患者做了网膜活检，诊断为原发性腹膜浆液性癌。该病只见于女性，如本病例。通常临床表现为腹胀及疼痛。该肿瘤起源于腹膜上皮，组织病理学上很难与来源于浆液性卵巢癌的转移瘤相区别。影像学特征性表现为腹水、腹膜及网膜软组织肿块。然而，因未见卵巢肿块，因此更倾向于诊断原发性腹膜浆液性癌而不是卵巢癌转移。如本病例，腹膜结节可发生钙化。

**要点：**

· 在无卵巢肿块的情况下，发现腹膜局限性增厚和腹水，要考虑到原发性腹膜浆液性癌的可能。

延伸阅读：

Levy A D. Primary peritoneal tumours: Imaging features with pathologic correlation. Radiographics ,2008,28:583-607.

# 病例 69

患者女性，73 岁，因吞咽困难症状复发到门诊就医。患者 6 个月前曾被诊断为食管鳞状细胞癌，并行内镜下食管下段支架植入术。

## 问题：

1.CT 检查发现了什么（图 1、图 2）？
2.进一步该怎么处理？

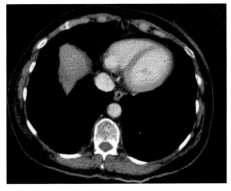

图 1

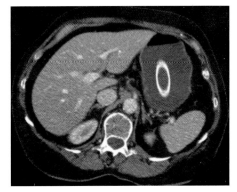

图 2

## 解答：

1.CT 显示食管壁增厚，腔内未见支架影。胃腔内可见脱落的卵圆形高密度支架影（图 3）。

2.更换并取出脱落的支架。

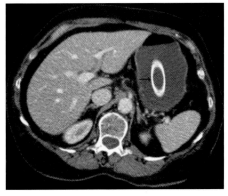

图 3

内镜下食管支架植入术通常用于缓解恶性疾病引起的吞咽困难。该方法可以缓解症状、维持饮食营养并能够明显改善绝大多数患者的症状。

并发症包括支架内肿瘤生长，覆膜支架是减少这种并发症的首选方法。然而，覆膜支架更容易移位，特别是放置在食管远端或胃食管移行区的支架。据报道，覆膜支架的滑脱率为 28%。

支架滑脱会导致吞咽困难症状复发，一般来说，对患者不会造成进一步的伤害。肠梗阻或穿孔是非常罕见的并发症，之前有过腹部手术病史的患者，其发生率似乎有所增加。

支架极少会引起炎症反应导致食管的进一步狭窄，金属裸支架可能会减少此种情况的发生，通常不建议在良性病变中使用支架。

---

**▎ 要点：**

- 内镜下支架植入术有助于缓解食管癌引起的吞咽困难。
- 并发症包括支架内肿瘤生长和移位。
- 如果再次出现临床症状，要考虑到有支架移位的可能性，在 CXR 上即可看到。

---

延伸阅读：

Christie. Results of expandable metal stents for malignant oesophageal obstruction in 100 patients short-term and longterm follow-up. Ann Thor Surg, 71 (6):1797.

M J Metcalfe, A C Steger, A Leslie. Benign complications of expandable metal stents used in the palliation of oesophageal carcinoma: two case reports. British Journal of Radiology,2004, 77:245-247.

# 病例 70

患者男性，30岁，曾患有以镰状细胞为特征的地中海贫血，因肝功能异常及右上腹疼痛行MRCP检查，图1为肝脏和脾脏轴位T2加权像；图2为轴位T1加权像，

## 问题：

1. 描述肝脏和脾脏的信号特点。
2. 描述脊椎骨髓信号。
3. 描述脾脏表现。

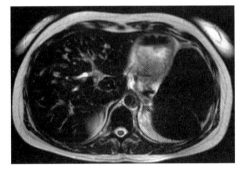

图1

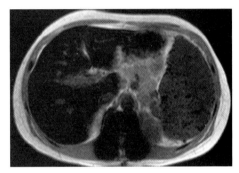

图2

## 解答：

1. 肝脏（图3和图4长箭头）和脾脏（图3和图4短箭头）呈明显的低信号。
2. 骨髓也呈低信号（图4箭头）（图4星号代表花瓣状化学位移伪影）。
3. 脾脏不均匀肿大。

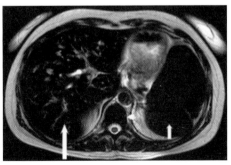

图3

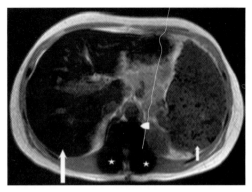

图 4

出现<u>这些</u>表现是因之前治疗地中海贫血多次输血使铁过载所致。

常规进行血清铁蛋白测定和肝活检用于评估患者和监测螯合治疗的反应。近年来，MRI 检测和量化心脏和肝脏中的铁含量已被证明是有效的方法。组织内的铁是顺磁性的，在 MRI 成像时其可以增加 R2 和 R2* 的弛豫率并且可以量化。

铁的顺磁效应降低了 TI 和 T2 加权图像上的信号强度，使肝脏、脾脏和骨骼呈现更加明显的黑色。

---

**▌ 要点：**

· 铁过载导致肝脏、脾脏、骨髓在 MRIT1 和 T2 像上呈低信号表现。
· MRI 可用于量化铁过载。

---

延伸阅读：

Voskaridou E, Douskou M, Terpos E, et al. Magnetic resonance imaging in the evaluation of iron overload in patients with beta thalasaemia and sickle cell disease. Br J Haematol,2004, 126(5):736-742.

# 病例 71

患者女性，83 岁，长期患有尿失禁，带有永久性导尿管。因导尿管阻塞及尿路感染出现明显不适。患者还患有 Ⅱ 型糖尿病，既往史有高血压、房颤和子宫切除术。体格检查发现腹胀明显，近 3 个月以来患者感觉腹胀加重。患者入院时更换导尿管，排出 1L 浑浊尿液，然后行腹部X线检查（图1）。

血、尿白细胞计数升高，其他阳性结果包括正常细胞性贫血，血红蛋白 8.3 g/dL，CA125 为 250kU/L。

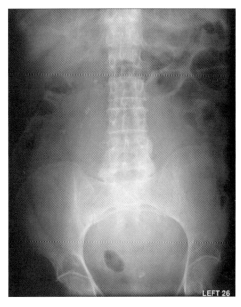

图 1

## 问题：

1. 从图 1 中看到了什么？
2. 根据上面结果，最可能的诊断是什么？

## 解答：

1. 腹部 X 线平片可见一处大的、界限清晰的肿块占据盆腔及中腹部，周围绕以被推移的肠袢（图 2）。

2. 由于膀胱已导尿空虚，该肿块可能是巨大卵巢囊肿（卵巢在子宫切除术中保留）。考虑到 CA125 升高，该肿块很可能为恶性病变。

体格检查若发现腹部有明显的肿块，应首选超声检查。然而，AXR 检查对于发现病变很重要，不但可以评估大、小肠是否扩张、还有助于观察肠管位置变化及腹中部无肠气区等。如本病例为盆腔巨大肿块推移肠管。

CT 检查证实腹右下方有 1 个含软组

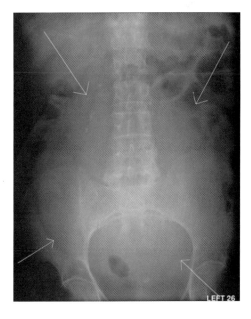

图 2

织结节的复杂卵巢囊肿（图 3a、图 3b）。通常是根据超声表现而非 CT 来计算恶性肿瘤风险指数（RMI）的。绝经后的妇女，如果同时发现复杂囊肿及 CA125 升高，应高度怀疑卵巢癌。

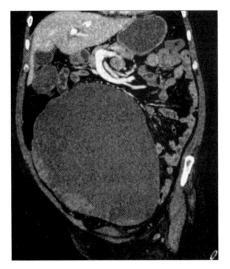 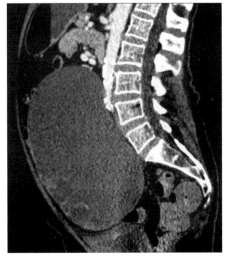

图 3a          图 3b

---

**▌ 要点：**

· 应全面观察 AXR，而不仅仅是肠袢。
· 确保你能解释肠袢的位置变化和乏充气肠管区的改变。

---

延伸阅读：

T A Bali, K Reynolds. The current management of primary ovarian cancer: a review. Cancer Therapy Vol,2004, 2:305-316.

# 病例 72

患者男性，66岁，接受前列腺癌筛查，PSA为17ng/mL，前列腺活检证实为腺癌，Gleeson分级大于4+3，行同位素骨扫描和前列腺MRI检查。同位素骨扫描未发现骨转移瘤征象。

## 问题：

1. 图像中发现的是什么？
2. 这代表了哪一分期阶段的疾病？
3. 疾病分期是如何影响治疗的？

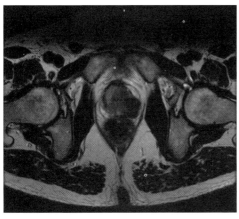

图 1

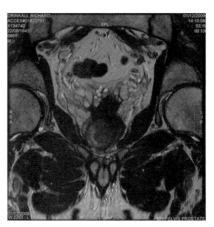

图 2

## 解答：

1. 图1为T2加权轴位像；图2为T2加权冠位像。前列腺左外周带（图3白箭头）可见低信号病灶延伸到腺体的边缘；图3黑箭头所指为腺体右侧正常边缘。左侧精囊可见低信号病灶（图4箭头）。因此，有证据表明，病变向包膜外侵犯，并累及相邻的精囊。

2. MRI分期为T3b期。

3. 治疗方案受肿瘤分期的影响，特别是局部器官是否受侵犯。

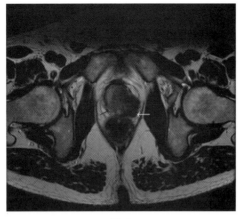 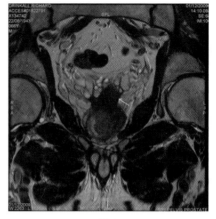

图 3 　　　　　　　　　　　　　　　图 4

前列腺癌的治疗方法选择取决于其分期。虽然在患者间存在一些差异，但一般遵循以下原则。

（1）对于有 10~15 年预期寿命的患者，根据肿瘤分期、PSA 和 Gleeson 评分可以采取主动监测、根治手术（腹腔镜或开腹）或放射治疗（外或近距离放疗）等方法。

只有预期寿命低于 10~15 年的患者，在特殊情况下才会考虑手术治疗。

（2）肿瘤呈进展期的患者，可为其提供激素治疗和（或）放疗或综合治疗。

（3）肿瘤发生转移的患者，可为其提供激素治疗和（或）姑息性治疗。

T1 加权像上，前列腺表现为均匀的中等强度信号，肿瘤与其无法分辨。在 T2 加权图像上，前列腺癌最常见的表现为与正常周围带相比呈相对低信号。虽然通过使用直肠线圈、场强更高的设备及补偿技术图像有所改善，但对于腺体移行带病变的显示仍十分困难。活检后出血也可呈低信号，在活检和 MRI 扫描之间须留有合适的时间间隔。

> **■ 要点：**
>
> · 前列腺癌的治疗选择取决于其分期。影像学检查应以 Gleeson 评分和 PSA 为指导。
>
> · 可采用 MRI 对前列腺癌进行分期，使用核素显像（骨扫描）来评估远处骨转移的程度。

延伸阅读：

Guidance from local cancer networks is published online for example http://www.sussexcancer.net/professionals/clinicalgroups/tumourgroups/urology/.

Hricak H, Choyke P, Eberhardt S,et al. Imaging Prostate Cancer: A Multidisciplinary Perspective. Radiology,2007, 243 (1):28-53.

# 病例 73

男性，45 岁，因酒精性慢性胰腺炎正在接受住院治疗，出现突发性剧烈腹痛伴有心动过速和血红蛋白下降。因怀疑患者有腹腔内出血，行增强 MDCT 检查，图 1 和图 2 为不连续层面上腹部 CT 轴位。

## 问题：

1. 描述胰腺的表现。
2. 胰头旁呈圆形强化的匍行结构是什么？
3. 胰腺下方大的混杂密度包块是什么？

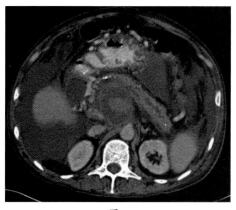

图 1

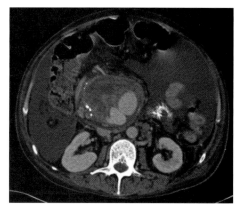

图 2

## 解答：

1. 可见胰腺钙化（图 3 中箭头）和胰管扩张（图 3 短箭头），符合慢性胰腺炎表现。

2. 胆管周围扩张的静脉（图 3 长箭头）——海绵样变性，为继发于慢性胰腺炎所致的门静脉血栓。

3. 是继发于慢性胰腺炎，破裂的假性动脉瘤，如图 4 短箭头为假性动脉瘤"腔"；长箭头为周围的血肿。

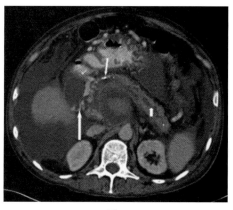

图 3

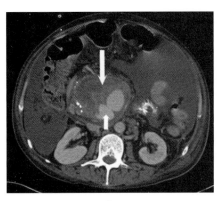
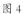

图 4

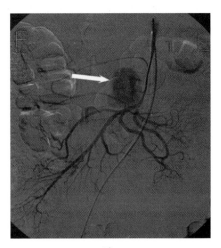

图 5

慢性胰腺炎有许多并发症，本病例显示的为血管源性并发症。有人认为慢性炎症和胰腺分泌物可引起局部动脉炎并使动脉壁变薄弱，从而形成假性动脉瘤。这些假性动脉瘤有破裂出血并危及生命的危险。胰周动脉均可受累，最常见的是胃十二指肠动脉或脾动脉。

该病例采取了血管内治疗方法。血管造影显示动脉瘤起自肠系膜上动脉（图 5箭头）。由于动脉瘤体积较大、宽颈，不适宜用弹簧圈栓塞治疗。当患者失血不适

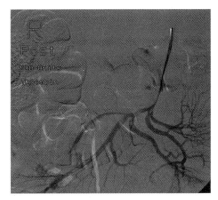

图 6

合外科手术时，血管内操作时的止血至关重要。通过血管内导管向假性动脉瘤腔内注射凝血酶，促使动脉瘤内血栓形成，出血会立即停止（图 6），不会复发。虽然SMA 远端管腔中有少量血凝块，但临床无症状，也未引起肠缺血，随访 MDCT 血凝块消失。

较好的治疗方法是在 SMA 内植入覆盖假性动脉瘤颈部的覆膜支架，但本病例未使用。

---

**▊ 要点：**

- 假性动脉瘤是公认的由慢性胰腺炎引起的血管并发症。
- 血管内技术——栓塞或支架植入是预防和治疗动脉瘤破裂的首选方法。

# 病例 74

患者男性，87 岁，出现气尿和反复尿路感染 5 周，行腹、盆腔 MDCT 检查（图 1a 至图 1c）。

**问题：**

1. 从图 1a 中看到了什么？
2. 从图 1b 中看到了什么？
3. 从图 1c 中看到了什么？
4. 诊断是什么？

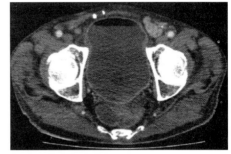

图 1a

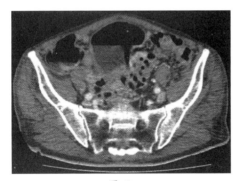

图 1b

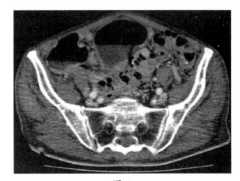

图 1c

**解答：**

1. 膀胱内可见气液平面。
2. 膀胱左侧可见带状气体影由后部向前部延伸，与膀胱腔内的气体相连（图 2a）。
3. 可见憩室与带状气体影相连（图 2b）。
4. 结肠憩室并发结肠膀胱瘘。

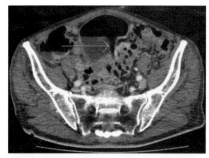

图 2a

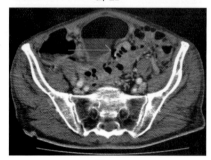

图 2b

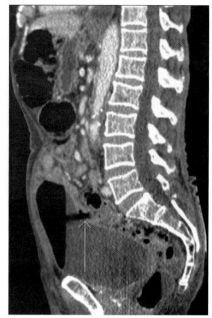

图 3

矢状面重建图像(图3)清晰地显示了在扫描时捕捉到的由瘘喷射出的气流影像。反复发作的泌尿道感染症状及气尿是结肠膀胱瘘特异性表现。憩室病是最常见的原因。经直肠灌注稀释对比剂（2% 浓度）后行 CT 扫描有助于确定诊断；如果看到膀胱内有对比剂，说明膀胱与结肠一定相通。然而，本例患者的肠道内虽未见阳性对比剂充盈，但连续的气束影可以确定结肠憩室与膀胱相通。

---

**▌要点：**

· 憩室病是结肠膀胱瘘最常见的原因。
· 当膀胱内看到非导管引入的气体时，高度提示有瘘的存在。
· 直肠内注入阳性对比剂后做 CT 扫描可提高瘘的检出率。

---

延伸阅读：

Melchior S. Diagnosis and surgical management of colovesical fistulas due to sigmid diverticulitis. J Urol,2009, 182 (3):978-982.

# 病例 75

患者女性，80岁，因发现镜下血尿来进一步检查。膀胱镜检查正常，继而行 CT 尿路造影（CTU）检查。

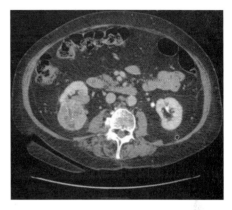

图 1

## 问题：

1. 从图 1、图 2 中看到了什么？
2. 从图 3 中看到了什么？
3. 这种病变你如何分期？
4. 应该选择什么样的治疗方式？

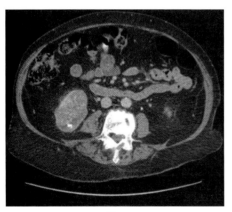

图 2

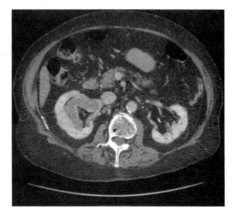

图 3

## 解答：

1. 右肾下极的后半部（图4）可见 1 个混杂密度肿块，其内可见低密度区及钙化，为肾肿瘤的特征，最有可能是肾细胞癌。

2. 右肾门可见扭曲带状稍低密度影延伸到下腔静脉（IVC）（图5），为扩张的肾静脉，内含瘤栓。

3. 肾癌分期如下：

T1：肿瘤局限在肾内并 <7.0cm。

T2：肿瘤局限在肾内并 >7.0cm。

T3a：肿瘤侵犯肾上腺或肾周组织但不超越 Gerota 筋膜。

T3b：肿瘤侵犯到肾静脉或膈下的下腔静脉。

T3c：肿瘤侵犯到膈上的下腔静脉。

T4：肿瘤向 Gerota 筋膜下方侵犯。

N0：无区域淋巴结转移。

N1：单个区域淋巴结转移。

N2：1 个以上区域淋巴结转移。

本病例分期为 T3b N0。

4. 目前针对肾癌的治疗方法已不仅仅局限于传统的开放式肾切除术，腹腔镜手术也在不断增加，腹腔镜下部分肾切除术是治疗 4 cm 以下肿瘤（T1a）的首选方法。

其他微创手术和经皮穿刺技术包括：冷冻疗法和射频消融术。

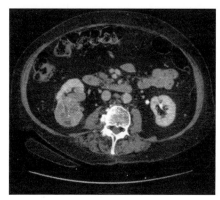 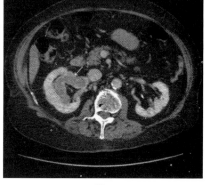

图 4        图 5

■ 要点：

· 肾肿瘤常常是偶然发现的，出现症状时肿瘤往往长得很大。

· 肾静脉是否受侵影响肿瘤的分期和治疗方法的选择。

延伸阅读：

Pouliot F, Shuch B, Larochelle J.Contemporary Management of Renal Tumors With Venous Tumor Thrombus,2010, J Urol Jul 17 epub.

# 病例 76

患者女性，55岁，曾接受过肾移植，出现间歇性中腹部疼痛。行口服对比剂（图1为上腹部轴位）腹部 MDCT 增强扫描，并与几个月前因血尿所做 MDCT 相比较（图2为上腹部轴位）。

**问题：**

1. 患者为什么需要肾移植？
2. 描述胰腺的表现。
3. 还能看到其他异常吗？
4. 与之前的 CT 比较有什么变化？

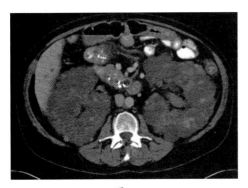
图 1

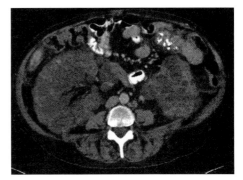
图 2

**解答：**

1. 患者有多囊肾（图3长箭头）。
2. 胰腺有钙化（图3短箭头）。
3. 胰腺前方可见1肿块——与胰腺表现相似，也有钙化（图3中箭头）。
4. 肿块从左上腹（图4箭头）移动到胰腺前方（图3中箭头）。

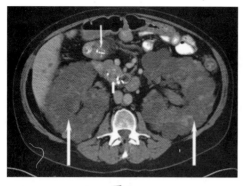
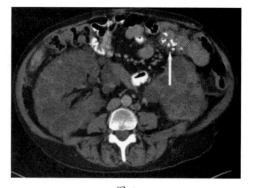

图 3　　　　　　　　　　　　　　　　　图 4

肿块是引起腹痛的原因。腹腔镜下切除了肿块，腹痛消失。手术标本组织病理学证实为"异位胰腺伴慢性胰腺炎"。

异位胰腺是一种先天性异常，异位的胰腺无腺体导管或血管与胰腺相连，常在影像学检查时偶然发现，真正的发生率不十分清楚，大约在 1%~14% 之间。异位胰腺组织最常见的部位是上消化道。本病例中的异位胰腺组织位于近端空肠肠壁——解释了它的移动性。异位胰腺可发生与主胰腺相同的疾病，包括胰腺炎和腺癌。本病例中的异位胰腺与主胰腺都表现为慢性胰腺炎，进一步追寻病史得知，患者曾有酗酒史。

异位胰腺引起的症状可以是多种多样的，包括胃脘痛、体重减轻、出血和肠梗阻等。影像学检查通常无特异性，偶尔可看到扩张的胰管，因此，常通过活检或手术做出诊断。

> **■ 要点：**
>
> - 异位胰腺并不少见。
> - 临床和影像学表现无特异性。
> - 通常只能通过活检或手术做出诊断。
> - 异位胰腺可发生与主胰腺相同的疾病。

延伸阅读：

Kung J W, Brown A, Kruskal J B.Heterotopic pancreas: typical and atypical imaging findings. Clin Radiol,2010, 65:403-407.

# 病例 77

患者女性，60 岁，便血 5 周，偶尔稀便，无排便习惯的持续性改变，行直肠 MRI 扫描，图 1a 为矢状位，图 1b 为轴位，图 1c 为冠位 T2 扫描。

## 问题：

1. 从图 1a 至图 1c 中看到了什么？
2. 诊断是什么？
3. 如果不伴有其他部位的病变，可以手术治疗吗？
4. 最有可能采取什么治疗措施？

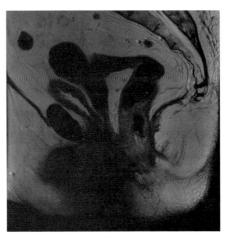

图 1a

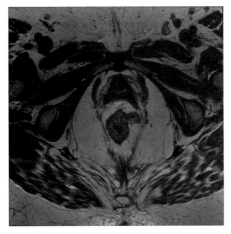

图 1b

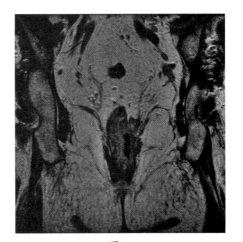

图 1c

## 解答：

1.MRI 显示高于齿状线约 1cm 的直肠肿块，向前侵犯阴道后壁，向左外侧侵犯直肠系膜筋膜，向左下侵犯肛提肌，未发现肿大的淋巴结。

2. 低位直肠肿瘤局部侵犯。

3. 因肿瘤累及阴道（图 2a）、直肠系膜筋膜（图 2b）和左肛提肌（图 2c），如不降低肿瘤分期，此种低位直肠肿瘤不能采用手术方式治疗。

4. 患者可采取长期放化疗以降低肿瘤分期，以达到"可手术"的条件。

直肠肿瘤的准确分期对于手术切除边缘的最小化及经腹会阴低位直肠肿瘤切除术至关重要。因为低位直肠肿瘤具有比高位肿瘤更高的切缘受累率。放射科医师通过认真分析 MRI 图像能够明确手术切缘有无肿瘤浸润。当肿瘤位于直肠系膜筋膜 1 mm 以内时，切除边缘被认为是"有风险"的。如果是这样的话，在根治性手术之前需先进行放化疗降低肿瘤分期，或者考虑是否行姑息性治疗。

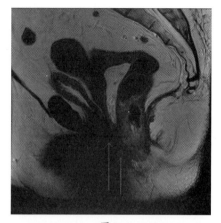

图 2a

显然，需要做胸部和上腹部 CT 扫描以明确是否有远处转移。观察的重点包括：

（1）肿瘤距齿状线的距离。

（2）肿瘤与前腹膜反折处相对的位置（上面的图像未看到）。

（3）肿瘤的 T 分期，肿瘤是否穿透了直肠壁（T3），如果穿透，穿透了多少？

（4）肿瘤距直肠系膜筋膜( MRF )有多远？是否大于 1mm？

（5）是否有淋巴结受累，如果有，受累的淋巴结在距 MRF1mm 以内吗？

（6）肛提肌受累了吗？

（7）相邻器官是否受累？如阴道、膀胱或前列腺有无受累。

（8）盆腔内有肿大淋巴结吗？

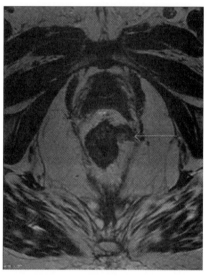

图 2b

---

**■ 要点：**

· 对所有可能手术的直肠肿瘤均需要做详细的 MRI 分期。

· 低位直肠癌切缘受累率高于高位直肠癌。

---

延伸阅读：

Shihab O C. MRI staging of low rectal cancer.European Radiology,2009, 19(3):643-650.

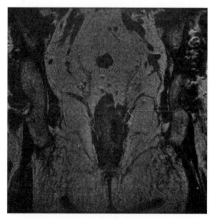

图 2c

# 病例 78

患者女性，30 岁，因胁腹痛逐渐加重看急诊。患者产后 4 个月，化验检查有血尿，行腹、盆部 MDCT 检查（图 1a、图 1b）。

## 问题：

1.CT 检查发现了什么？
2. 诊断是什么？
3. 诱发因素是什么？应该怎么治疗？

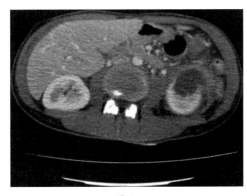

图 1a

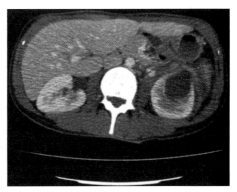

图 1b

## 解答：

1.CT 显示左肾下极局限性不规则低密度区（图 2 长箭头），壁厚，肾周脂肪密度不均（图 2 短箭头），集合系统未见扩张。

2. 符合肾脓肿的表现特征。肾周液体集聚增加了向周围扩散的可能性，但只代表为炎症而非脓液的直接扩散。要与囊性肾癌相鉴别。

3. 糖尿病是一个重要的诱发因素。在没有梗阻性肾病的情况下，可以使用抗生素治疗。

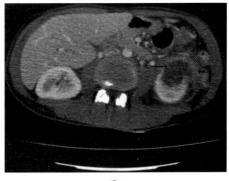

图 2

肾脓肿可由上行性感染或血行播散而引起，前者更常见（4∶1）。上行性感染通常与集合系统梗阻有关。血行播散说明其他部位有感染，也见于静脉吸毒者。

病变只位于肾实质时，20% 的病例其尿液分析和血培养可能为阴性。

当囊性肾癌并发感染时，与肾脓肿可有相似的表现，否则，两者的表现往往不同。需要做系列影像学检查来明确治疗后的脓肿是否吸收，通常选超声检查。

---

**▌ 要点：**

- 肾脓肿通常是上行性感染的结果，需要排除梗阻性病变。
- 需要超声随访明确脓肿是否吸收。

---

延伸阅读：

Dembry L M, Andriole V T. Renal and perirenal abscesses. Infect Dis Clin North Am,1997, 11(3):663-680.

# 病例 79

患者男性，74岁，既往有憩室炎病史。现出现急性下腹部疼痛，初步诊断为憩室炎，开始静脉注射抗生素进行治疗。可是，下腹疼痛明显加重，怀疑有憩室穿孔，行腹、盆腔（门静脉期）MDCT检查，图1为轴位，图2为冠状位。

## 问题：

1. 两幅图像中的箭头指的是什么结构？
2. 描述其强化类型。
3. 诊断是什么？

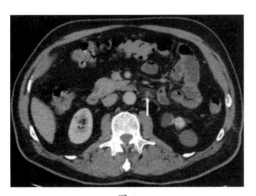

图 1

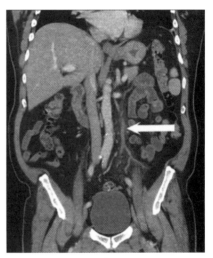

图 2

## 解答：

1. 肠系膜下静脉（图3和图4上的箭头）。
2. 无强化。
3. 继发于憩室炎的急性肠系膜下静脉血栓形成。

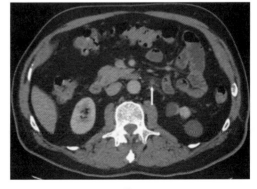

图 3

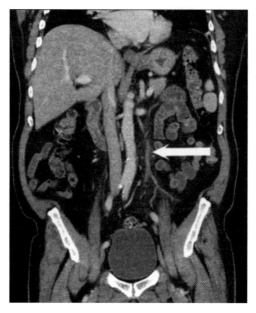

图 4

肠系膜下静脉（IMV）血栓形成少见，通常继发于憩室炎或结肠癌，虽然临床表现无特异性，并且还受基础疾病的影响，但 CT 表现具有特征性，包括 IMV 扩张，界限清晰，无强化或有充盈缺损。通常建议对基础疾病进行治疗并抗凝（阻止血凝块向近端发展）。

> ■ 要点：
>
> · IMV 血栓形成临床表现无特异性。
> · CT 增强扫描通常能够诊断。

# 病例 80

患者女性，42 岁，出现急性腹痛，体格检查发现右上腹有 1 个明显的肿块，行腹、盆腔 AXR（图 1）和 CT 检查（图 2）。

## 问题：

1. 从图 1 中看到了什么？
2. 从图 2 中看到了什么？
3. 诊断是什么？
4. 图 1 和图 2 看到的征象叫什么？

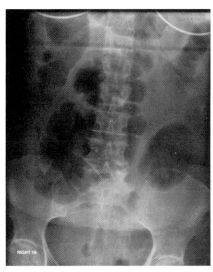

图 1

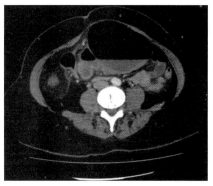

图 2

## 解答：

1. AXR 看到一部分大肠袢明显扩张（图 3），其余肠袢空虚。

2. AXR 所见在 CT 上表现为腹中央明显扩张的盲肠，靠近盲肠可见锥形扭曲的肠管，伴周围血管旋转（图 4 斜箭头），降结肠未扩张（图 4 垂直箭头）。

3. 盲肠扭转。

4. 在腹部 X 线平片上称为"咖啡豆"征；CT 上称为"鹦鹉喙"征或"猛禽"征（见下文）。

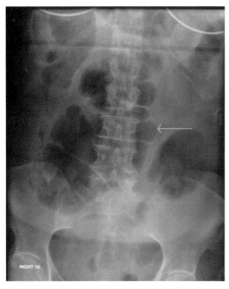

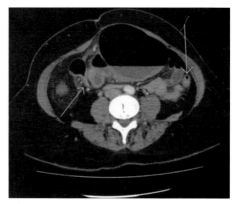

图 3                                          图 4

在 30 ~ 60 岁的患者中，盲肠扭转比乙状结肠扭转（占肠扭转的 11%）少见。当出现如图 1 的表现时，腹部平片就可以诊断，需要急诊手术治疗；然而，如果盲肠内充满液体，表现可能就不典型了。这里所谓"咖啡豆"征指的是盲肠扩张的形状，不同于乙状结肠扭转的"咖啡豆"征，其是指在仰卧位 X 线平片上扩张的乙状结肠袢沿肠系膜对折形成的中央致密线状结构。同样，在 CT 和对比剂灌肠上也可看到乙状结肠扭转时出现的"猛禽"征或"鹦鹉喙"征。而在盲肠扭转时，我们只能在 CT 上看到此征象 ( 图 4 斜箭头 )，这是因为在扭转部位肠道逐渐变细的缘故。

---

**▌要点：**

- 腹部 X 线平片可以做出诊断。
- 如果腹部 X 线平片不能做出诊断或希望排除恶性病变，CT 检查则有所帮助。
- 腹部 X 线平片上寻找"咖啡豆"征。
- CT 上寻找"猛禽"征。
- 如果出现肠道明显扩张，无须做进一步的影像学检查而延误时间，应紧急送往外科治疗。

---

延伸阅读：

Carolyn J Moore. CT of Cecal Volvulus. American Journal of Roentgenology,2001, 177:95-98.

# 病例 81

患者，61岁，患有乳腺浸润性导管癌，CT对肺结节进行随访，发现右肾病变。

## 问题：

1. 病变是什么？
2. 什么是 Bosniak 分类？你将如何对该病变进行分类？
3. 该病变怎么处理？

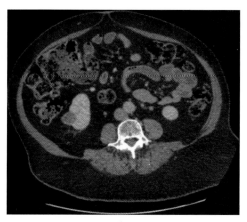

图 1

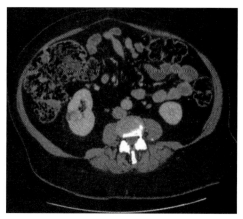

图 2

## 解答：

1. 病变主要以低密度为主，边缘（图3）可见斑点状钙化（图3），内侧缘可见软组织密度成分（图4），其为"复杂"肾囊肿的特征。

2. 1986年 Bosniak 根据 CT 表现特征提出肾囊肿的分类，用来指导临床治疗。与平扫 CT（未提供）相比较，增强扫描病变有强化，该囊肿分类为Ⅲ型。

3. Ⅲ型病变提示有可能为恶性肿瘤，通常需穿刺活检或手术探查。

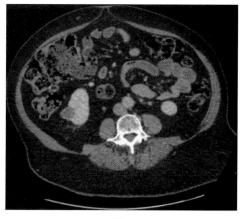

图 3

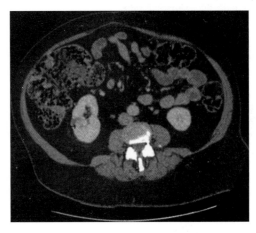

图 4

Bosniak 分类（最初发表在 1986 年的 Radiology 杂志上）试图将那些需要手术或介入治疗的肾囊肿与需要观察的肾囊肿区分开来。最初的分类是从 I 型到 IV 型，随后进行了修订，II 型被细化。

修订后的分类为：

I 型：单纯良性囊肿，囊液清亮，壁无增厚、钙化或增强。

II 型：良性囊肿，≤ 3.0cm，含细小分隔（< 1mm），细小钙化或囊内密度增高，无强化。

IIF 型：具备 II 型囊肿多个特征或不完全符合 II 型并需要随访的囊肿。

III 型：复杂囊肿，壁增厚或有分隔、结节或不规则钙化，软组织成分可无强化，性质不确定，需要组织学评价。

IV 型：囊壁不均匀性增厚、壁结节及软组织成分有强化，被认为是恶性囊肿。

---

■ **要点：**

- 肾囊肿的分类用于指导临床治疗。
- II F 型囊肿需要积极的随访；III 型需要组织学评估。

---

延伸阅读：

Curry N, Cochran S, Bissada N. Cystic Renal Masses: Accurate Bosniak Classification Requires Adequate Renal CT. AJR,2000, 175:339-342.

# 病例 82

患者男性，40岁，出现急性腹痛伴恶心、呕吐及停止排气排便。无腹部手术史。体格检查见腹部膨胀，但无腹膜炎体征，诊断为小肠梗阻，行腹部 MDCT 检查，图1 为轴位；图 2 为冠状位。

## 问题：

1. 描述小肠的表现。
2. 诊断是什么？

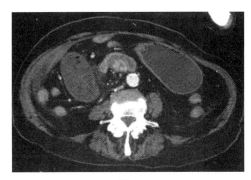

图 1

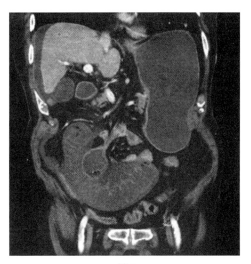

图 2

## 解答：

1. 小肠扩张（图3和图4长箭头），空肠段狭窄，其伴随的肠系膜血管（图3和图4短箭头）发生扭曲（旋涡征）。

2. 小肠扭转致小肠梗阻。

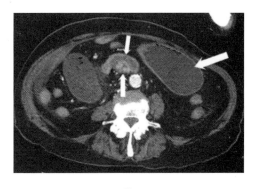

图 3

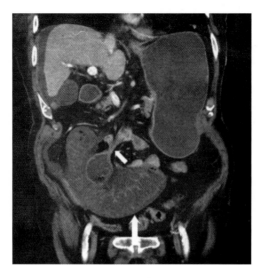

图 4

　　小肠扭转是引起小肠梗阻较为少见的原因——可以是原发性，也可以是继发性的（如 Meckel's 憩室或旋转不良 / 回肠乙状结肠打结）。在既往无腹部手术史的情况下，突然发生小肠梗阻要想到小肠扭转的可能。CT 检查的准确率为 83%，MDCT 多平面重建可看到扭转点（在垂直于扭转平面的层面中显示最佳）。扭转点常表现为 2 个小肠襻及伴随的血管互相旋转（旋涡征）。2 个扭曲的肠管扩张（闭环扩张），并可能由于血管绞轧而引起肠坏死。

　　治疗方法为外科手术，通常在没有肠坏死的情况下能够成功解除肠扭转。然而，如果出现肠坏死，则必须切除坏死肠管及原发病变。

---

**▌ 要点：**

· 既往无腹部手术史的患者突然出现小肠梗阻，要想到小肠扭转的可能。
· MDCT 是诊断小肠梗阻及扭转最佳的影像学检查方法。
· 小肠扭转的 MDCT 征象为旋涡征及小肠扩张。

---

延伸阅读：

Ruiz-Toyar J, Morales V, Sanjuanbenito A, et al.  Volvulus of the small bowel in adults. Am Surg,2009, 75(12):1179-1182.

# 病例 83

患者男性，82 岁，出现腹痛，血液检查提示梗阻性肝功轻度异常。超声和 MRCP 显示肝内外胆管扩张，但无胆囊结石。行 MDCT 进一步检查评估胰腺（图 1a、图 1b），CT 证实胆管持续轻度扩张但未发现胰腺肿块。血培养出革兰氏阴性杆菌，做出胆源性败血症的诊断，抗生素治疗有效。

**问题：**

1. CT 扫描意外发现了什么？
2. 与该异常有关的潜在并发症是什么？

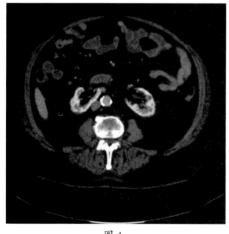

图 1a

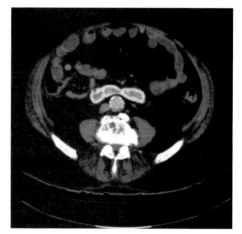

图 1b

**解答：**

1. 马蹄肾（图 2）。
2. 结石病、肾盂输尿管移行部梗阻，创伤、感染和肿瘤。

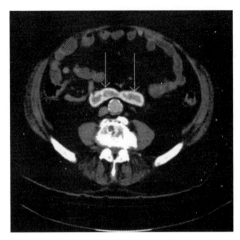

图 2

　　马蹄肾是肾先天性融合异常中的一种，2 个肾脏在胚胎早期融合在一起。男女之比为 2.3 : 1，约占人口的 0.25%。

　　融合可以是对称性的（位于中线，如本病例），也可以是不对称性的，即大部分肾脏位于脊柱的一侧。大多数（> 90%）在肾下极融合。

　　大约 1/3 的马蹄肾合并有其他先天性畸形。然而，约 1/3 的患者无症状，引起症状最常见的原因是泌尿系感染和结石。

---

### ▌ 要点：

- 1/3 的马蹄肾患者无症状，被偶然发现。
- 1/3 的马蹄肾合并有其他先天性畸形。
- 临床症状通常与感染或结石有关。

---

延伸阅读：

Weizer AZ. Determining the incidence of horseshoe kidney from radiographic data at single institution. JUrol,2003,. 170(5): 1722-1726.

# 病例 84

患者男性，30 岁，突然出现严重的右侧胁痛看急诊。尿液检查见镜下血尿，行 CT 检查（图 1 和图 2）。

## 问题：

1. 做了什么部位的扫描？
2. 检查看到了什么？
3. 应该怎么治疗？

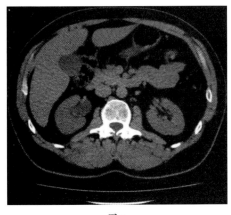 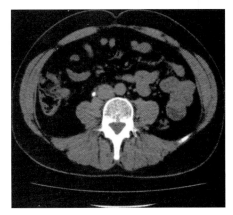

图 1　　　　　　　　　　　　　　　　图 2

## 解答：

1. 做了腹、盆腔 CT 平扫，称为 CT 泌尿系统 X 线平片（CT　KUB）。

2. 可见右肾盂、输尿管（与左侧比较，图 3）轻度扩张。右输尿管段可见有钙化密度（图 4），为右输尿管结石梗阻的特征。

3. 首选保守治疗。大多数输尿管结石会自行排出（约 70% 小于 5mm 的结石）。非甾体类药物双氯芬酸对于缓解疼痛效果显著。

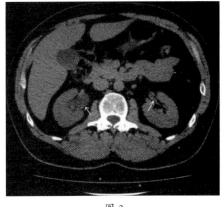

图 3

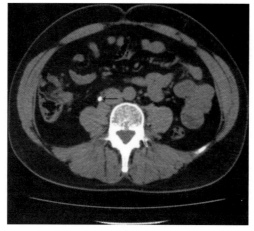

图 4

介入方法包括药物主力排石或取石术。当结石大于 7mm、伴有感染，单或双侧肾盂梗阻的情况下，介入是最常用的方法。一般来说，梗阻可以通过肾造瘘术和支架植入术后进行冲击波治疗来缓解，要么通过输尿管镜将结石取出。

MDCT 平扫可替代静脉尿路造影诊断肾或输尿管结石。现代低剂量扫描技术可避免患者接受常规 CT 扫描的高辐射剂量，并能做出可靠的诊断。此外，由于整个腹、盆腔器官均可显示，其他部位的病变常被检查出来。

---

**▌要点：**

- 患者常主诉肾绞痛。
- 大多数病例可采用保守治疗。
- 急性期首选 MDCT 平扫检查。

---

延伸阅读：

Poletti P, Platon A, Rutschmann O.Low-dose versus standard-dose CT protocol in patients with clinically suspected renal colic. Am J Roentgenol ,2007,188(4):927-933.

# 病例 85

患者，70岁，曾有开放式主动脉瘤修复术病史，出现呕血伴休克。胃镜检查见胃和十二指肠内有大量积血，原因不明，行MDCT检查（静脉增强，未口服对比剂），图1为轴位，图2为矢状位。

## 问题：

1. 后方含对比剂的圆形结构是什么？

2. 问题1中已确定结构的前方含对比剂的圆形结构是什么？

3. 这2个高密度结构之间的管状结构是什么？

4. 诊断是什么？

5. 应该选择什么样的治疗方式？

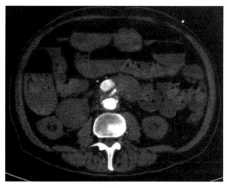

图1

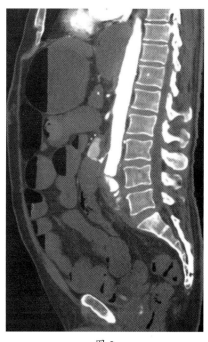

图2

## 解答：

1. 主动脉（图3和图4长箭头）。

2. 十二指肠（图3和图4短箭头）。

3. 主动脉与十二指肠之间的瘘管（图3和图4中箭头）。

4. 继发性主动脉十二指肠瘘，此为以前主动脉瘤（AAA）修补术的1种并发症。

5. 手术或血管内修补。

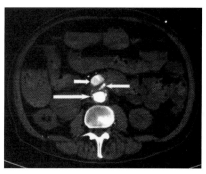

图3

如果患者曾有主动脉瘤修补术（开放或血管内支架植入）的病史，出现胃肠道出血，应考虑到有继发性主动脉肠瘘的可能（除非证明有其他可能）。主动脉支架的上端非常靠近十二指肠的第3段，如果两者之间存在交通，会导致严重的胃肠道出血，尽管常有先兆出血的征象。有人认为，术后轻度感染是重要的病因，一些患者出现了败血症。

胃镜可以看到上消化道内有大量积血。如果扫描时正在出血，MDCT常可做出诊断（如本病例）；如无出血，CT表现则可正常。

保守治疗几乎无效，因此需要做外科手术（支架置换术）或血管内支架植入修补术。出现休克的患者预后较差。

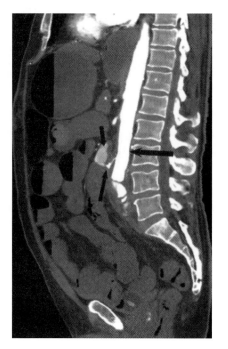

图 4

---

■ 要点：

· 如果患者既往有主动脉瘤修补术的病史，出现胃肠道出血，应考虑有主动脉肠瘘的可能。

· 如果扫描时正在出血，MDCT则能诊断。

· 需要外科手术或血管内修补术治疗。

---

延伸阅读：

Armstrong P A, Back P R, Wilson J S, et al. Improved outcomes in the recent management of secondary aortoenteric fistula. J Vasc Surg,2005, 42(4):606-666.

# 病例 86

患者男性，61岁，有长期心衰和室性心律失常病史，因持续性咳嗽看胸科医生。体格检查肺底部有爆破音，肺功能轻度下降，行胸部高分辨率CT（HRCT）平扫（图1a、图1b）显示肺实质正常，但上腹部却发现异常。

## 问题：

1. 从图1a、图1b中看到了什么？
2. 可能的原因是什么？
3. 你推荐什么检查？为什么？

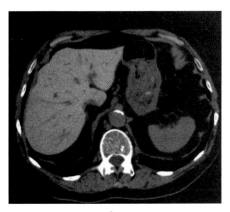
图 1a

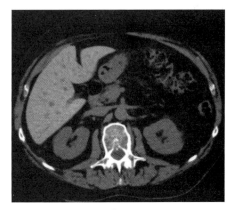
图 1b

## 解答：

1. 与脾脏（图2短箭头）相比较，肝脏（图2长箭头）的密度普遍性增高。
2. 肝脏内胺碘酮沉积。
3. 肝功能检查（LFTS）。因少部分患者可能有典型的肝炎。

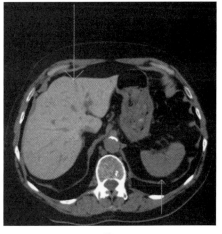
图 2

胺碘酮是一种用于治疗顽固性室性心律失常的碘化合物。其不但具有潜在的肺毒性，众所周知，它还会在肝脏内积聚，导致肝细胞内的磷脂沉积。CT 显示有胺碘酮积聚的肝脏其密度明显增高。

在 1 个系列研究中发现，104 例服用胺碘酮的患者中有 25% 的人转氨酶呈无症状性升高；3% 的人出现肝炎症状。厂家推荐进行系列肝功能检查，但停药后数周或数月内肝内胺碘酮仍可能持续存在。显然，考虑停用胺碘酮时，应重视肝毒性的风险而不是心脏风险。

引起 CT 上肝脏密度增高的原因还包括：血色素沉着症、含铁血黄素沉着病、其他如黄金和铊等。

---

**■ 要点：**

· 心脏病患者在做 CT 平扫检查时，如果显示肝脏密度明显高于脾脏，提示有胺碘酮沉积。

· 胺碘酮的沉积只会导致一小部分患者的 LFTs 异常，这些患者中只有一小部分会出现肝炎的症状。

· 如果 CT 检查时看到肝脏密度增高，应检查 LFTs。

---

延伸阅读：

Goldman I S. Increased hepatic density and phospholipidosis due to Amiodarone. AJR,1985, 144(3):541-546.

Lewis J H. Amiodarone hepatotoxicity: Prevalence and clinicopathologic correlations among 104 patients. Hepatology,1989, 9(5): 679-685.

# 病例 87

患者男性，70岁，因出现短暂的腹部绞痛伴呕吐而看急诊，体格检查发现肠鸣音亢进，先行 AXR 图 1 检查，后做 CT 检查（图 2、图 3）。

## 问题：

1. AXR 检查看到了什么？
2. CT 检查看到了什么？
3. 诊断是什么？

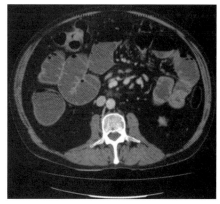

图 2

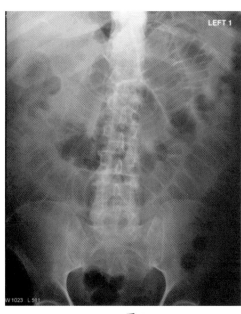

图 1

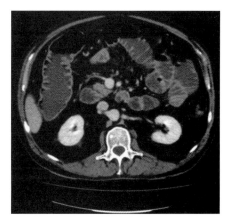

图 3

## 解答：

1. 腹部 X 线平片显示多个小肠袢（图 4 箭头）和近端结肠扩张。未见到腹腔内游离气体的征象。

2. CT 证实小肠、盲肠和升结肠扩张，远端的结肠塌陷，横结肠近端壁增厚，管腔狭窄（图 5 箭头）。

3. 诊断为横结肠癌引起的肠梗阻。本病例中病变近端结肠肠管轻度扩张，小肠明显扩张。

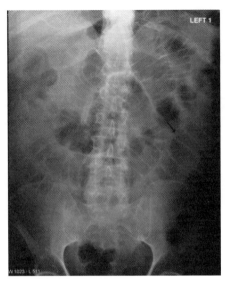

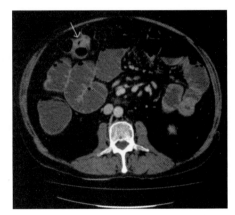

图 4　　　　　　　　　　　　　　　图 5

　　X 线平片上，小肠肠管直径 >2.5cm 时，应考虑小肠梗阻。小肠梗阻（SBO）可分为高位和低位两种。当小肠直径平均为 36mm 和超过可见最大结肠袢口径的 50% 时，考虑高位小肠梗阻；根据横贯肠腔呈线状的黏膜皱襞（半月瓣）与结肠袋的表现不同，可将小肠与大肠区分开来。

　　MDCT 有助于 SBO 的检查。CT 检查迅速，一般不需要口服对比剂，因肠腔内滞留的液体起到了阴性对比剂的作用。CT 能显示肠道的全貌，便于分析梗阻的原因和部位，这对于指导治疗十分重要。

---

█ 要点：

- 如果回盲瓣丧失功能，大肠的梗阻性病变可使小肠明显扩张。
- 应选择 MDCT 检查。

---

延伸阅读：

Silva A, Pimenta M, Guimaraes L. Small bowel obstruction:what to look for. Radiographics,2009, 29 (2): 423-439.

# 病例 88

患者男性，50岁，有酗酒史，出现中腹部疼痛几周，淀粉酶正常，白细胞计数、ESR 和 CRP 均升高。行 MDCT（图 1）和超声检查。几个月后，患者再次出现腹胀和呕吐，再一次做 MDCT 检查（图 2）。

## 问题：

1. 描述图 1 中胰腺的改变。
2. 描述图 2 中胰腺的改变。
3. 诊断是什么？
4. 应怎样治疗？

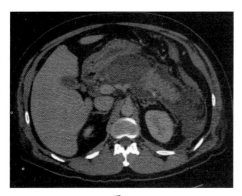

图 1

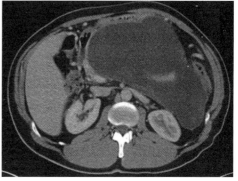

图 2

## 解答：

1. 胰头、颈和尾部肿胀，无强化，界限尚清（图 3 短箭头）。胰腺体部强化正常（图 3 长箭头）。

2. 胰腺体部仍见强化，被较大的包裹性液体所围绕（图 4 箭头）。

3. 急性重症胰腺炎合并假性囊肿形成。

4. 内镜下假性囊肿引流术（在胃与假性囊肿之间植入支架）。

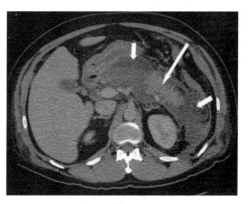

图 3

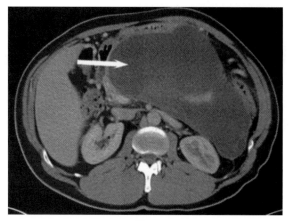

图 4

　　轻症胰腺炎最常见并且具有自限性。然而，重症胰腺炎往往需要多种影像学检查。通常在头 24h 做超声检查，以明确患者是否有胆结石，适合早期行 ERCP 和括约肌切开术。超声不能很好地显示胰腺，MDCT 检查是金标准。通常在出现症状的 4~7d 内做 CT 检查（如果怀疑胰腺炎，可以早些做），MDCT 能够可靠地评估胰腺坏死的程度，此为预后的主要决定因素。胰腺炎的 CT 分级在预测发病率和死亡率上比临床或生化更准确。CT 还可以识别多种多样的胰腺炎并发症。如本例患者的胰腺有超过 50% 发生坏死和液体积聚，使得其并发症发生率达 90% 以上，死亡率为 17%，预后很差。最初的 CT 图像显示胰腺周围急性液体渗出，随后形成假性囊肿（如图所示，液体周围有包膜）。假性囊肿常会自行吸收，如果囊肿较大、出现症状或发生感染则需要抽吸或引流，常常经内镜将囊液引流入胃（以避免因直接经皮穿刺引流导致皮肤胰瘘的发生）。

---

■ 要点：

· MDCT 是急性重症胰腺炎影像学诊断的金标准。
· MDCT 能够精确量化胰腺坏死的程度，并能准确地预测疾病的进程。

---

延伸阅读：

Balthazar E J, Robinson D J, Megibow A J. Acute pancreatitis:value of CT in establishing prognosis. Radiology,1990, 174:331-336.
Van den Biezenbos A R, Krupty P M, Bosscha K.Added value of CT criteria compared with the clinical SAP score in patients with acute pancreatitis. Abdom Imaging,1998, 23:622-626.

# 病例 89

患者男性，41 岁，长期出现排便次数增多，近期体重减轻。结肠镜检查无法通过乙状结肠严重狭窄段。

## 问题：

1. 图 1 为什么类型的检查？
2. 从图 1 中看到了什么？
3. 从图 2 中看到了什么？
4. 图 3a 至图 3c 为什么类型的检查？
5. 看到了什么？
6. 最有可能的诊断是什么？

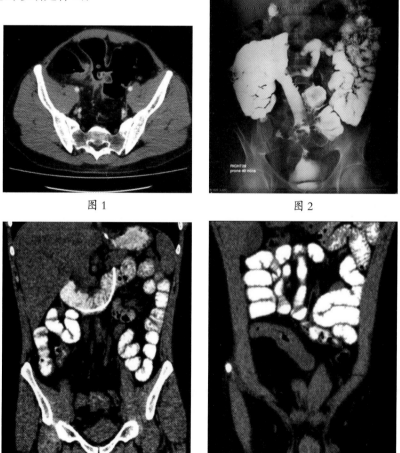

图 1　　　　　　　　　　图 2

图 3a　　　　　　　　　　图 3b

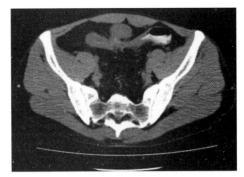

图 3c

**解答：**

1.CT 结肠成像。

2.乙状结肠与回肠远端之间有瘘管相通。

3.钡剂通过瘘管（图 4 斜箭头）提前进入直肠（图 4 水平箭头）。

4.经鼻插管空肠灌肠 CT 扫描（图 5 水平箭头）。

5.看到回肠远端肠壁增厚，肠袢排列紊乱，证实回肠远端与乙状结肠之间存在瘘管（图 6a、图 6b）。

6.Crohn's 病。

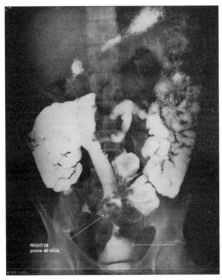

图 4

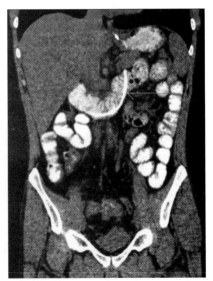

图 5

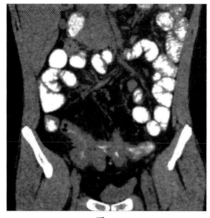 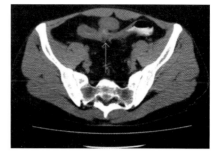

图 6a                                   图 6b

灌肠 CT 扫描是一种能够更好地显示小肠病变的技术，通常用于对复杂性疾病，如 Crohn's 病、小肠低位梗阻和小肠肿瘤的诊断。该方法对于手术计划的制定十分有帮助。该技术包括放置鼻肠管（由本院内窥镜医师完成），并将 2L 阳性对比剂直接注入小肠。MDCT 的多平面重建技术对于肠袢检查及明确其与邻近器官的关系方面十分有帮助。图 6a 为 CT 冠状位重建图像显示增厚的小肠袢；图 6b 显示小肠与大肠（箭头）之间的瘘管。本研究采用的方法是肠道灌注阳性对比剂而非静脉注射对比剂进行 CT 检查。然而，另一项技术则是采用小肠内注水结合静脉增强的方式进行检查。

---

**▌ 要点：**

- 灌肠 CT 检查通常用于对小肠病变的诊断。
- 通过鼻肠管注入 2L 阳性对比剂。
- 灌注较口服对比剂，小肠扩张更快。
- 可以评估小肠病变及与其他器官的关系。

---

延伸阅读：

Schmidt S. CT enteroclysis: technique and clinical applications. European Radiology,2005, 16(3):648-660.

# 病例 90

患者女性，50 岁，因急性腹痛看急诊。直立胸片未见异常，化验 Hb 为 8g/dL，白细胞计数升高 $25 \times 10^9$/L，血小板计数升高 $690 \times 10^9$/L，行腹、盆腔 CT 检查（图 1 至图 3）。

**问题：**

1. CT 检查发现了什么异常？
2. 发生了什么急性事件？
3. 潜在的原因是什么？
4. 如果患者存活下来，会出现什么样的长期性问题？

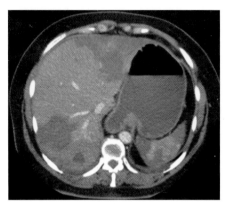

图 1

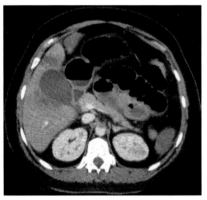

图 2

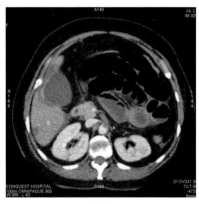

图 3

**解答：**

1. 肝脏和脾脏可见无强化斑片状影（图 4），小肠扩张伴肠系膜脂肪模糊；十二指肠和近端空肠有强化，小肠远端无强化。

肠系膜上动脉（SMA）无强化，其起始处管腔内有低密度影（图 5 黑箭头），腹腔干（CA）起始处可见更低密度影。

2. 肠系膜上动脉急性闭塞及腹腔干动脉部分闭塞。这种情况会导致小肠缺血并最终坏死。还会出现脾梗死和肝脏动脉性缺血，虽然脾静脉和 SMV 的回流明显减少，但门静脉内仍可见血流。

3. 可能是因血小板计数升高引起的血栓形成倾向，患者有原发性血小板增多症。

4.患者经多次手术切除坏死小肠存活了下来，小肠只剩 15cm。小肠缺失将导致营养吸收不良（短肠综合征），需要全肠外营养。

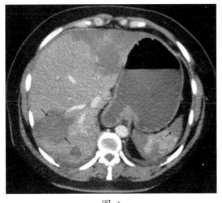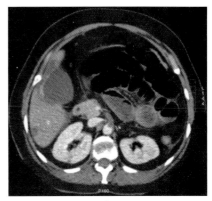

图 4　　　　　　　　　　　　　　　　　图 5

短肠综合征是一种由于小肠大部切除后的长期营养吸收不良状态，为 Crohn's 病患者多次肠切除后的常见并发症。其临床特点包括营养、电解质和维生素缺乏，腹泻、肠运动功能障碍及扩张。随着内、外科治疗技术的不断进步，现在更常见的并发症对于成人来说是血管病变（梗死），儿童则为先天性异常。术后保留的肠道需要经历一个适应的过程，可以通过内科治疗来改善。如果口服不能维持营养，则需长期肠外营养支持，但这有其潜在的风险，例如胆汁淤积性肝病等。

最后，可选择肠移植手术，这是目前可使用的最终手段。

▌ 要点：

· 血管闭塞引起肠系膜缺血之前可能没有症状，但往往危及生命。
· 小肠大部切除可导致营养吸收不良。

延伸阅读：

Keller J, Panter H, Layer P. Management of the short bowel syndrome after extensive small bowel resection. Best Pract Res Clin Gastroenterol,2004 Oct,18(5):977-992.

Misiakos EP, Macheras A, Kapetanakis T, et al. Short bowel syndrome: current medical and surgical trends. J Clin Gastroenterol,2007 Jan,41(1):5-18.

# 病例 91

患者女性，83 岁，既往体健，有长期吸烟史，近几个月出现进食后弥漫性腹痛。患者较去年同期体重减轻了 2st（1st=14lb ≈ 6.35kg）。血液化验、US 及 OGD 正常。行 CT 血管造影，图 1 为通过 SMA 根部矢状位；图 2 为 SMA 根部轴位；图 3 为通过腹腔干动脉轴位。

**问题：**

1. 描述腹腔干及 SMA 的表现。
2. 诊断是什么？

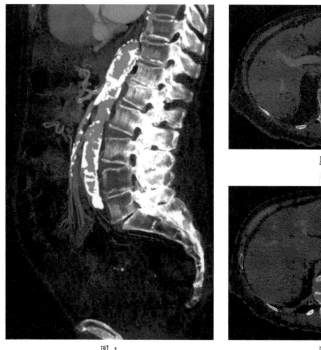

图 1

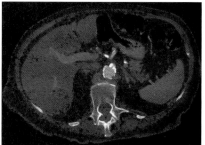

图 2

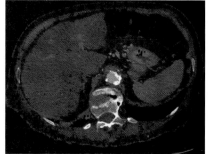

图 3

**解答：**

1. 腹腔干和 SMA 起始处（图 4、图 5 和图 6 箭头）管壁可见严重钙化及管腔狭窄。
2. 由于肠系膜动脉粥样硬化性狭窄所致的肠绞痛。

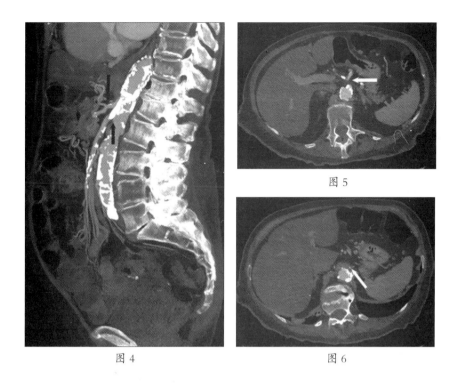

图 4

图 5

图 6

当做出患者肠绞痛是因腹腔干及 SMA 严重粥样硬化狭窄所致的诊断时，应送往介入科行血管内介入治疗。动脉血管造影证实 SMA 起始部管腔明显狭窄（图 7 箭头），导丝（图 8 长箭头，狭窄段，短箭头，导丝）穿过 SMA 狭窄段，随后送入球囊扩张支架将狭窄管腔扩张至 6.0mm（图 9 箭头）。

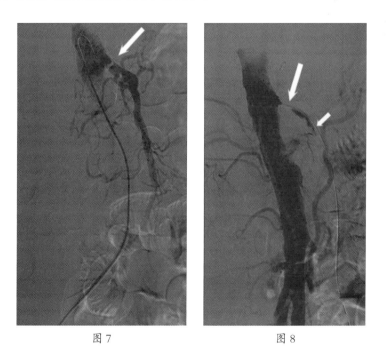

图 7

图 8

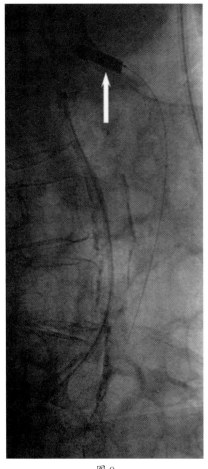 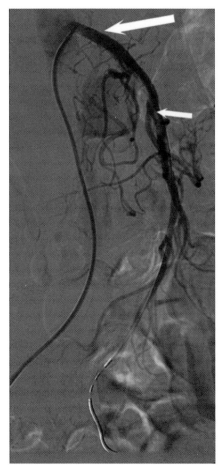

图 9              图 10

支架植入后血管造影显示 SMA 狭窄段（图 10 长箭头）消失，SMA 主干（图 10 短箭头）可见一些非闭塞性血栓斑块。患者的腹痛消失，体重有所恢复。

肠绞痛为餐后腹痛和体重减轻的 1 个少见原因，诊断常常延误。特别是老年患者有动脉粥样硬化和其他系统缺血的表现时，要想到这个诊断。可采用非侵入性的影像学检查进行诊断，包括多普勒超声（需要丰富的经验）、CTA 和 MRA。

该病通常病程较长，侧支循环会逐渐形成。因此，当 3 支内脏动脉（SMA，IMA，腹腔干）中的 2 支发生严重病变时，临床才会出现症状。

尽管现在的外科搭桥手术作为一种治疗方法可供选择，但血管内微创技术，包括支架植入术仍是首选的治疗方法。

通常建议进行早期干预以缓解症状、防止病变急性发展导致的肠梗死而危及患者生命。对于无症状患者是否进行干预，还有很多争议，虽然出现症状时风险会明显增加，据报道死亡率为 40%，但干预也有其固有的发病率和死亡率。

> **要点:**
>
> · 当老年患者出现餐后腹痛、体重减轻和动脉粥样硬化时，应考虑到肠绞痛的可能。
>
> · CTA 可做出诊断——3 支内脏动脉中至少有 2 支发生严重病变时，临床可出现症状。
>
> · 选择血管内支架植入术进行治疗。

延伸阅读:

Sreenarasimhaiah J. Chronic Mesenteric Ischemia. Best Pract Res Clin Gastroenterol,2005, 19(2):283-295.

# 病例 92

患者女性，17 岁，出现肛周疼痛加重 1 个月，行盆腔 CT 检查（图 1a、图 1b）。使用抗生素治疗 1 个疗程，6 周后行 MRI 随访（图 2a 至图 2c；图 3a、图 3b）。

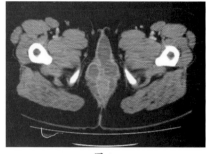

图 1a

## 问题：

1. 从图 1a 和图 1b 中看到了什么？
2. 从图 2a 至图 2c 中看到了什么？
3. 图 3a 和图 3b 中的箭头所指的低信号结构是什么？
4. 该患者应排除什么疾病？

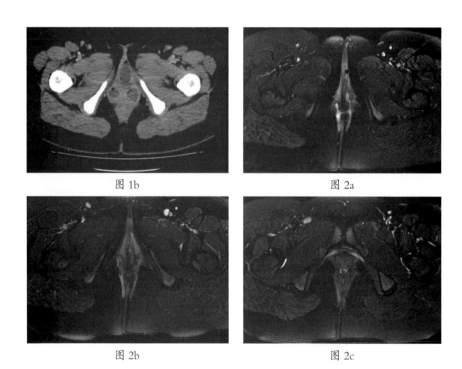

图 1b

图 2a

图 2b

图 2c

## 解答：

1. 图 1a 和图 1b 显示会阴脓肿沿肛管和阴道两侧向前延伸到外阴，脓肿内可见气体。

2.MRI 示脓肿缩小，其扩散途径显示得更加清楚，呈"H"形结构，沿双侧臀沟延伸连接直肠前部和阴道后部，但不累及直肠或肛门括约肌（图 4a 和图 4b 箭头）。"H"的左支向前延伸，靠近但不累及尿道（图 4c 箭头）。脓肿局限于肛提肌下肌间隙内，未累及坐骨直肠窝。因此，此为具有 2 个瘘管的 II 型括约肌间瘘。

3.图 3a 和图 3b 中的箭头指的是阴道内的卫生棉条。

4.Crohn's 病。

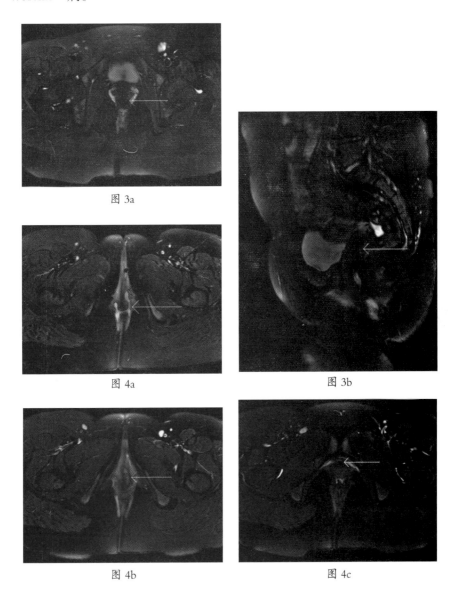

图 3a

图 4a

图 3b

图 4b

图 4c

MRI 是评估肛瘘和脓肿的首选影像学检查方法。它可以清晰地显示瘘管的走向及其与内外肛门括约肌、肛提肌、坐骨直肠窝的关系。根据累及的结构不同，肛瘘分为 1~4 型。MRI 对于病变可能累及的其他结构如阴道、尿道也可以明确显示。这些因素对于手术计划的制定是十分必要的。

> **▋ 要点：**
>
> · MRI 可以清晰地显示肛瘘管的走向。
> · 明确瘘管是否位于括约肌内或外、单一或复杂性；是否累及坐骨直肠窝、是否跨越肛提肌是十分重要的。

延伸阅读：

Morris J. MR imaging classification of perianal
fistulas and its implications for patient management.Radiographics, 2000, 20:623-635.

# 病例 93

患者男性，75 岁，因体重减轻及贫血行腹部影像学检查。

**问题：**

1. CT 扫描发现了什么异常（图 1）？
2. 这种异常可能出现什么并发症？
3. 应该选择什么样的治疗方式？

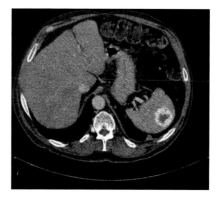

图 1

**解答：**

1. 脾脏可见混杂密度病灶，病灶中央（图 2 白箭头）为低密度，边缘呈结节样稍高密度（图 2 黑箭头），为血管瘤的特征。
2. 若病灶较大或多发占据整个脾脏时，可能会破裂出血。
3. 大多数脾血管瘤是偶然发现的，不需要治疗。有些可行脾切除术。

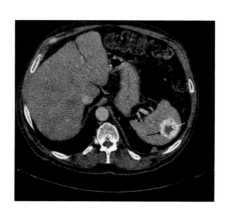

图 2

脾血管瘤是最常见的脾脏原发性肿瘤，在尸检中的发病率为 0.03%~14%。大多数血管瘤为偶然发现或尸检发现，其来自窦上皮细胞，生长缓慢，多于成年发现。

脾血管瘤与肝血管瘤的影像学表现相似，均表现为动脉期边缘呈结节状强化；静脉及延迟期对比剂逐渐向病灶中央填充。

脾血管瘤的典型超声表现为边缘清楚的高回声病灶，彩色 Doppler 可能不见血流；

超声微泡对比增强检查显示病灶有强化，较大的病灶显示为向心性强化；MRIT2 加权图像上病灶呈明显高信号，延迟期呈向心性持续强化。

据报道，脾血管瘤自发性破裂高达 25%。脾切除术是一种常用的预防性治疗方法。对于一定大小的病灶可首选随访观察。

---

**▍ 要点：**

- 脾血管瘤通常是偶然发现的。
- 破裂是血管瘤主要的并发症。

---

延伸阅读：

Wilcox T, Speer R, Schlinkert R,et al.Hemangioma of the spleen: Presentation, diagnosis, and management. J Gastrointestinal Surgery ,2007, 4 (6):611-613.

# 病例 94

患者女性, 55岁, 出现非特异性中腹部疼痛并呕吐, 行腹部CT检查, 图1为轴位。

## 问题:

1. 描述肠系膜脂肪的表现。
2. 应考虑什么诊断?

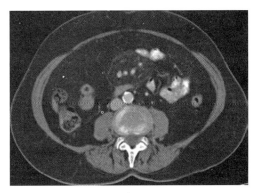

图 1

## 解答:

1. 肠系膜血管周围脂肪(图2长箭头)密度增高, 并有1个薄的假包膜(图2短箭头)。

2. 硬化性肠系膜炎(SM), 鉴别诊断较多(见下文)。

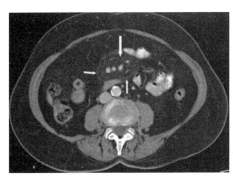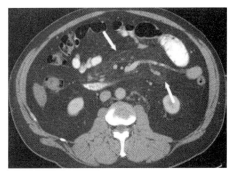

图 2                              图 3

"雾状肠系膜"在CT上是用来描述肠系膜脂肪密度增高的术语, 提示有"硬化性肠系膜炎"(SM)的可能性。SM是一种影响肠系膜脂肪组织的、不明原因的非特异性良性炎症过程。SM 有许多其他名称，如肠系膜脂膜炎、Weber Christian 病等。

临床表现无特异性，包括腹痛、呕吐、体重减轻和便血。50% 的患者伴有搏动性腹部肿块。SM 通常具有自限性。

CT 显示病灶区脂肪密度值在–40~–60HU 之间（正常值为 –100~–160HU），肠系膜血管被包裹，但无移位，80% 的病例可见软组织结节（通常 <5mm），50% 的病例有薄的（<3mm）假包膜。

"雾状肠系膜"也可见于其他疾病，如恶性肿瘤（如 NHL、类癌和硬纤维瘤）（图 3 箭头）、炎症（如胰腺炎）和任何原因引起的肠系膜水肿（如肝硬化、心衰）。

除非 SM 的 CT 表现很典型（见上述），否则需要活检来进行鉴别诊断。

---

**▊ 要点：**

- 雾状肠系膜在 CT 上表现为脂肪密度增高。
- 从具有自限性的 SM 到 NHL 有许多原因会导致雾状肠系膜。

---

延伸阅读：

Joerger M, Nueslli D F, Henz F, et al. CT-diagnosed mesenteric alterations with non-Hodgkin's lymphoma: a population based study. Onkologie,2008,31(10):514-9.

Wat SY, Harish S, Winterbottom A, et al.The CT appearances of sclerosing mesenteritis and associated diseases. Clin Radiol,2006, 61(12):652-658.

# 病例 95

患者女性，73 岁，烟民，出现左侧腹痛 2 周，新鲜血便 1d。既往史有心力衰竭，为此，心脏科医师对其进行跟踪随访。患者没有明显的胃肠道疾病史，体格检查左上腹轻触痛，WBC 轻度升高，排新鲜血便及黏液，行腹、盆腔 AXR（图 1）和 CT( 图 2a 至图 2d) 检查。

## 问题：

1. 从图 1 中看到了什么？
2. 从图 2a 至图 2d 中看到了什么？
3. 最可能的诊断是什么？

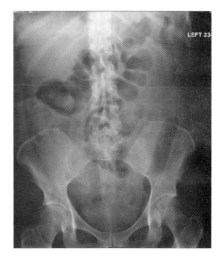

图 1

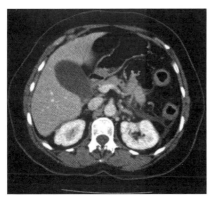

图 2a

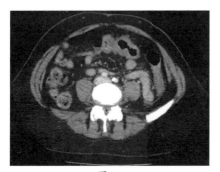

图 2b

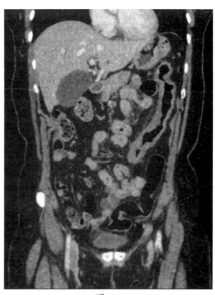

图 2c

213

## 解答：

1. 横结肠（图 3 垂直箭头）远端和降结肠（图 3 水平箭头）近端 2/3 管壁水肿，管腔狭窄。

2. CT 可见狭窄段较长，从横结肠后半部一直到降结肠近端 2/3 处管壁增厚，管腔狭窄（图 4a 至图 4d）。

3. 缺血性结肠炎。

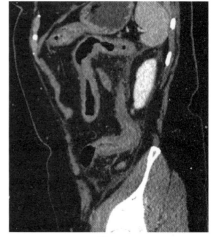

图 2d

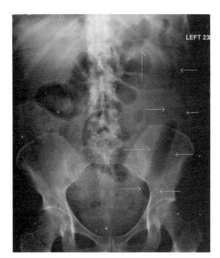

图 3

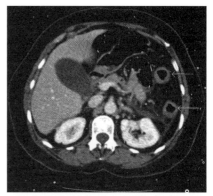

图 4a

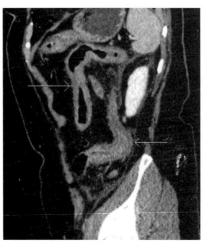

图 4c

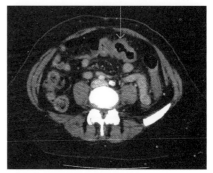

图 4b

缺血性结肠炎主要发生于老年患者，与各种易感因素有关，包括动脉粥样硬化性心脏病、心脏和主动脉手术、心肌梗死和低血压等。它是一种非闭塞性缺血性疾病，最常见于近脾区的肠系膜上动脉与肠系膜下动脉供血交界区的肠管，以及肠系膜下动脉与直肠乙状结肠移行部供血交界区之间的肠管。

在急性期，肠黏膜出现出血、水肿和坏死，可自行消退和具有可逆性。如果是肌层坏死，会导致肠腔狭窄（如本病例）及严重的败血症，偶尔可发生肠穿孔。

因此，缺血性结肠炎的 CT 表现形式多样。本例患者的 CT 表现为结肠脾区管壁增厚、管腔狭窄段较长。肠管狭窄段可长短不一，其他报道的病例也可见肠壁积气、水肿和肠周出现明显条索状结构。

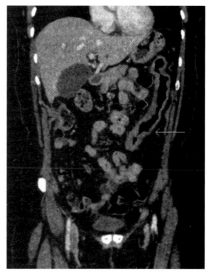

图 4d

---

■ 要点：

· 如果在结肠脾区看到狭窄，要考虑到缺血性结肠炎的可能。

· 如果肠管狭窄段较长（有癌瘤时通常狭窄段较短），应特别考虑缺血性结肠炎。

· 是一种非闭塞性缺血性疾病。

---

延伸阅读：

Balthazar E J. Ischemic colitis: CT evaluation of 54 patients. Radiology,1999, 211:381-388.

# 病例 96

患者女性，78岁，曾有憩室病病史，去门诊就医。患者曾发现如厕时卫生纸有血迹。因患者不能忍受疼痛，结肠镜检查失败，要求做CT结肠成像。

**问题：**

1. 从图1和图2中看到了什么？
2. 从图3中看到了什么？

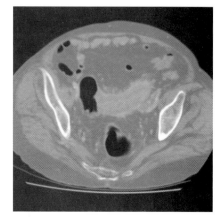

图1

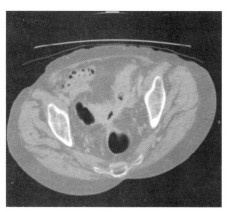

图2

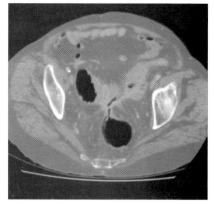

图3

**解答：**

1. 在仰卧（图4）或俯卧（图5）位图像上，乙状结肠有一段肠管未见扩张，肠周可见少量条索影，由于是经直肠注气行虚拟结肠镜检查，相对固定的未扩张段肠管与狭窄段相一致。

2. 可见线样低密度影由狭窄段肠管进入直肠（图6），此与瘘管表现相一致。

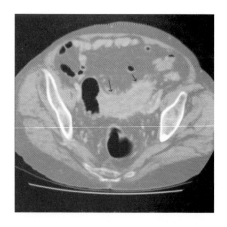

图4

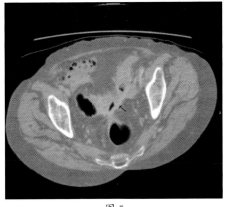 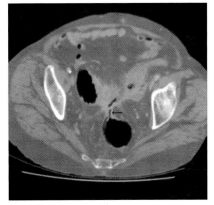

图 5　　　　　　　　　　　　　　　　图 6

肠道的良、恶性疾病均可形成肠管狭窄。

成人肠管良性狭窄的原因包括：

（1）炎症性肠病（Crohn's 病或溃疡性结肠炎）。

（2）憩室炎。

（3）感染，例如组织胞浆菌病。

（4）子宫内膜异位症。

（5）治疗后，例如吻合术后或放疗后。

憩室病常见，其并发症包括出血、肠穿孔、脓肿形成、肠狭窄和瘘管。憩室炎性肠管狭窄段相对较长（＞6cm），表面相对平滑。然而，这些特征并不是绝对的，仍需术后做病理组织学检查。

---

■ **要点：**

- 肠镜检查失败后，选择 CT 结肠成像是一种有价值的检查方法。
- 肠管狭窄在憩室病中很常见，并可能与瘘管形成有关。

---

延伸阅读：

Yucel C, Lev-Toaff A Moussa N, Durrani H.CT colonography for incomplete or contraindicated optical colonoscopy in older patients. Am J Roentgenol,2008,190(1):145-150.

# 病例 97

患者女性，34 岁，心内膜炎病史 6 周，经血培养和超声心动图检查已证实。突发严重腹痛并伴有休克，行急诊 CT 检查，图 1 和图 2 为轴位增强图像。

## 问题：

1. 请描述异常表现。
2. 可能的解释是什么？

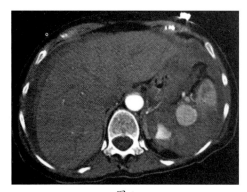 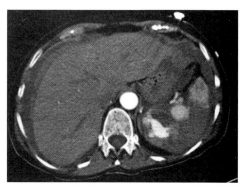

图 1　　　　　　　　　　　　　图 2

## 解答：

1. 左上腹（图 3 和图 4 长箭头）可见界限清晰的圆形高密度影及不规则形更高密度影（图 3 和图 4 星号）。肝周和左上腹可见两种液性密度影（图 3 和图 4 短箭头）。

2. 很可能是真菌性脾动脉瘤（图 3 和图 4 长箭头）破裂，对比剂外漏（图 3 和图 4 星号）并腹腔积血（图 3 和图 4 短箭头）。

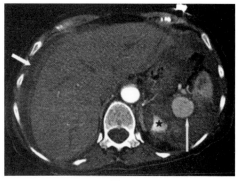

图 3

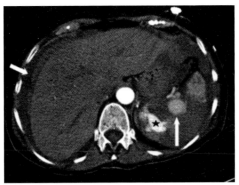

图 4

　　破裂的脾动脉瘤被认为是来源于真菌感染的心内膜炎。真菌性动脉瘤破裂前一般无症状，一旦破裂会导致严重的腹腔内出血，对比剂外漏提示有活动性出血，需要紧急干预。在这种情况下，应急诊行脾动脉结扎和脾切除术。或者，通过血管造影行脾动脉栓塞术（一种在脾外伤治疗中有用的技术），从而快速控制脾脏出血并可保留脾脏。

---

**▌ 要点：**

- 真菌性动脉瘤可使心内膜炎病情变得复杂化。
- 真菌性动脉瘤可导致危及生命的出血。
- IR 是治疗破裂及未破裂动脉瘤的有效方法。

# 病例 98

患者女性，54 岁，反复出现直肠出血 5 周，行钡灌肠检查（图 1a、图 1b）。

## 问题：

1. 从图 1a 和图 1b 中看到了什么？
2. 诊断是什么？

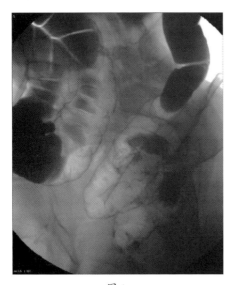 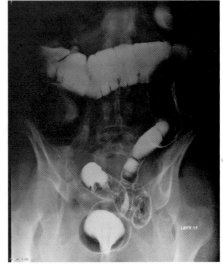

图 1a　　　　　　　　　　　　　　　　图 1b

## 解答：

1. 直肠内可见形如苹果核样的病变（图 2a、图 2b）。
2. 直肠癌。

当前越来越多的医疗机构使用 CT 结肠成像来代替钡灌肠检查，然而钡灌肠检查并未过时，这是因为大多数医院资源配置和技术能力等问题，钡灌肠检查仍占有相当的数量。

由于受肠道重叠的影响，直肠内的部分病变可能被掩盖，但如果检查仔细，病变也容易被发现（图 2a、图 2b）。

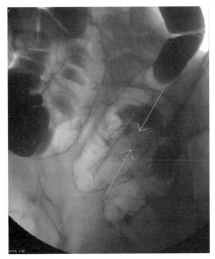

图 2a

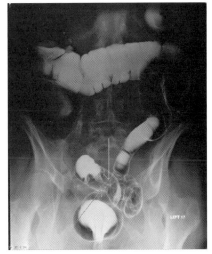

图 2b

> **▌ 要点:**
>
>   · 当报告或评估图像时,需仔细地对整个结肠进行观察,这是因为受肠道相互重叠的影响,很容易遗漏重要的病变。
>   · 苹果核样的黏膜破坏很可能是癌。

# 病例 99

患者男性，79岁，因发现1次无痛性肉眼血尿进行检查。既往史无特殊，膀胱镜检查正常，超声检查右肾集合系统扩张，余无其他异常，左肾集合系统正常。要求MDCT检查。

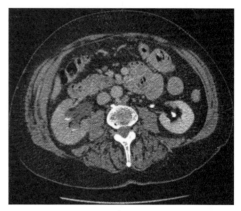

图 1

## 问题：

1. 超声检查看到集合系统扩张，鉴别诊断有哪些？最可能的诊断是什么？

2. 从图1和图2中看到了什么？

3. 从图3中看到了什么？

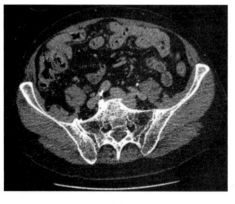

图 2

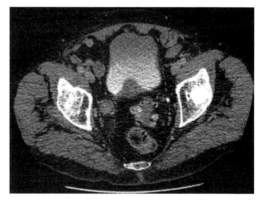

图 3

## 解答：

1. 右肾集合系统扩张，膀胱正常，这意味着输尿管或膀胱输尿管移行处异常，从管腔内看不到病变。

原因可分为：

（1）管腔内，例如肿瘤、结石、狭窄、真菌球。

（2）管壁，例如巨输尿管。

（3）壁外，例如腹膜后纤维化，邻近恶性肿瘤（如前列腺癌或卵巢癌）或淋巴结的压迫。

（4）根据本例病史，来自输尿管内（外）的恶性病变压迫可能性最大。

2. 右肾集合系统（图4）和输尿管扩张（图5）。右侧输尿管对比剂充盈不良，与输尿管梗阻导致肾功能减退有关。

3. 输尿管远端强化的软组织密度病灶符合输尿管上皮性肿瘤的表现（图6）。

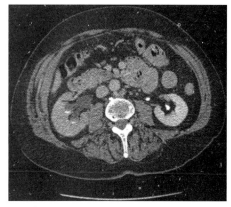

图 4

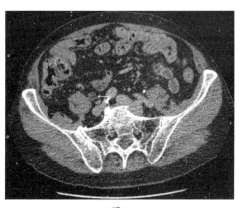

图 5

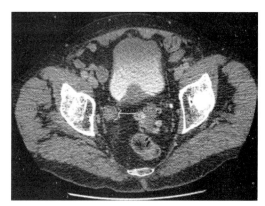

图 6

由于从肾盂到膀胱内排列有移行上皮细胞，因此，移行细胞癌是输尿管下段最常见的肿瘤。

可以通过各种方法来缓解尿路梗阻。如果有肾功能受损，经皮肾造瘘术可初步减压；如果不能手术切除，可植入支架来保持尿路通畅。

---

▋ **要点：**

· 对于不明原因出现的血尿，需要整体评价上段尿路。
· 尿路梗阻可通过经皮肾造瘘术或膀胱内窥镜来解除。

---

延伸阅读：

Liastikos E, Kamabatidis D, Katsanos K,et al .Ureteral metal stents: 10-year experience with malignant ureteral obstruction treatment. J Urol,2009, 182(6):2613-2617.

# 病例100

患者女性，76岁，因双侧下肢无力、膀胱和肠道功能失调1个月就诊于骨科。胸腰椎MRI扫描显示于第7胸椎可见局限性肿块，脊髓轻度受压，怀疑为骨转移。由于患者无其他症状，行胸、腹、盆腔MDCT检查以寻找原发病灶（图1至图4）。

## 问题：

1. 从图1至图4中看到了什么？
2. 可能的诊断是什么？
3. 主要的鉴别诊断是什么？
4. 哪些征象能够帮助你确定最有可能的病理学诊断？

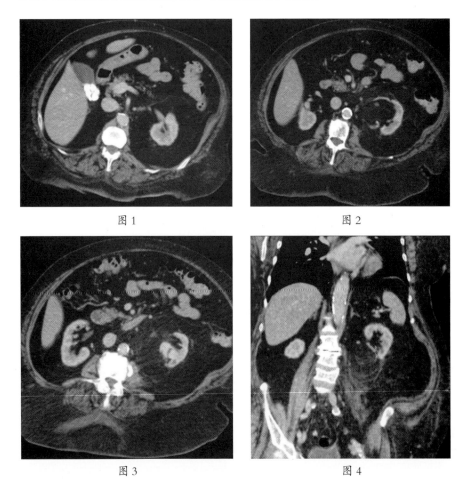

图1

图2

图3

图4

**解答:**

1. 可见大的脂肪团块包裹 ( 图 5) 并推移左肾（图 6 ）。
2. 肾周脂肪肉瘤。
3. 肾血管平滑肌脂肪瘤。
4. 肾实质缺损和血管扩张支持血管平滑肌脂肪瘤的诊断，但本病例未见到这些征象。肾脏压迹光整，脂肪软组织超出肾周间隙（图 7 ）向外延伸，支持肾周脂肪肉瘤的诊断。

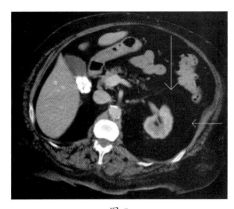 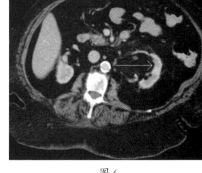

图 5            图 6

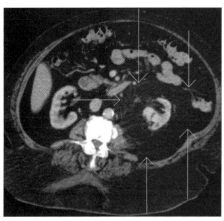

图 7

对肾周脂肪肿块和胸椎转移瘤均进行了活检。两者的组织学检查均证实为脂肪肉瘤。肾血管平滑肌脂肪瘤一般较大，呈外生性生长，影像学上与分化较好的肾周脂肪肉瘤表现相似。然而，肾实质缺损并血管扩张更支持血管平滑肌脂肪瘤。此外，脂肪团块超出肾周间隙有利于脂肪肉瘤的诊断。

> **要点：**
>
> - 主要与肾血管平滑肌脂肪瘤相鉴别。
> - 肾实质缺损和血管扩张支持肾血管平滑肌脂肪瘤的诊断。
> - 肿块超出肾周脂肪，支持肾周脂肪肉瘤的诊断。

延伸阅读：

Israel G M, Bosniak M A. CT differentiation of large exophytic renal angiomyolipomas and perirenal liposarcoma.AJR,2002, 179:769-773.